むだ死にしない技術

堀江貴文

＋予防医療普及協会

マガジンハウス

むだ死にしない技術／堀江貴文

＋予防医療普及協会

【むだ死に】とは……

予防できる手段があるにもかかわらず、
何の手も打たずに病気にかかって命を落としてしまうこと。
あるいは、知識不足や怠慢から検診や治療をせずに健康を害し、
生活の質（ＱＯＬ）を損うこと。
本書でいう「むだ死にしない技術」とは、
現代社会を生きぬくための生存戦略。
それは、最新の「予防医療」にもとづいた知見である。

はじめに

いま僕が「医療」を変える理由

僕は医者ではない。

だが、この本では医者になり代わって、いまの日本で「むだ死に」せずに生きていくための知恵を伝えたいと思う。

僕にはやりたいことがたくさんある。だから、そう簡単に死にたくはない。おそらくみなさんだってそうだろう。

しかし、自分以外に自分の体や健康のことを真面目に心配してくれる人なんて、まずいない。いたとしても、家族かごく近しい人間くらいのものだ。それなのに、何の関係もない僕が、他人の健康を心配して語るのだ。このおせっかいには、よほどの理由があるのだと思って真面目にきいてほしい。

ここ数年、僕は自分の関心の赴くままに、医療や健康のあり方ついて取材するなかで疑問を感じた。

医療業界には、最先端の科学が集結している一方、専門領域を越えて情報共有がなされない、医療関係者と患者の間に情報格差がありすぎる、ネットと連携していない……など、未開の部分が多い。もっと他業界と同じように効率化、合理化されるべきことが放置されている事実に危機感を持った。


僕自身、これまで情報、働き方、時間、ライフスタイル……あらゆる面でむだを省き、「最適化」して生きてきた。その観点からも、医療や健康には最適化できるはずのことがまだまだあるのに、誰も改善しようとしない。しかも医療の場合、ときにその「むだ」が人の生死を左右する。

この「むだ」を解消するために、何か医療関係者と僕らの間をつなげる事業ができないだろうか、次第にそう考えるに至った。

2015年10月、「予防医療普及委員会」を立ち上げた（現・一般社団法人予防医療普及協会）。

医師たちに話をきいていくと、日本は平均寿命が長くなった一方で、病気を事前に予防するという意識が、諸外国に比べて極端に薄いということがわかった。

現場の医師たちによれば、たとえばがんの「予防」に関するセミナーを開催したとしても、集まるのはすでに健康に問題がある60～70代の高齢者ばかりだ。がんはもっと若い、30～40代のうちに予防できていれば死ななくてすむ病気なのに、検診受診率も先進国で格段に低い。「知識さえあれば、この人は死ななくてすんだのではないか」と思わざるをえない事例が後を絶たないという。

望めば世界中の情報が手元で入手できる時代にもかかわらず、知らなかったばかりに助かる病気で死ぬなんて、アホらしい。知識がなければ、「むだ死に」する現実をもっと広く知らせるべきだと僕は思った。

そこで、僕たちはこれからの時代、病気は治療よりも「予防」に力を注いでいくべきだという「予防医療」の考え方を、世間に知らせるための活動をはじめることにした。

最初のプロジェクトの目標は、「胃がん撲滅」。胃がんのおもな原因である「ピロリ菌」にちなんで〝「ピ」プロジェクト〟と名付けた。

いまだにあまり知られていないかもしれないが、胃がんは99％がピロリ菌による感染症が原因だ。ピロリ菌の有無を検査して、早めに対策をとれば、胃がんで死ぬ人は格段に減る。

僕たちは、まずは胃がんの原因がピロリ菌であることを啓発するコンテンツを作り、ピロリ菌を郵送検査で調べる簡易検査キットなどを販売した。

これを、ネットで支援者に予算を募る「クラウドファンディング」の形式で実施した。すると、当初の目標金額を上回る成果が得られた（詳細は「予防医療普及協会とは」を参照してほしい）。

はじめは、「ホリエモンがぜんぶお金を出してやればいいじゃん」という声もあった。しかし、他人に金を渡されて「予防は大事だ」「検診に行こう」と諭されたとしても、結局、「そうですよね」で終わりだ。

自分が情報にアクセスし、興味を持ってアクションを起こす。検査をして、実際に結果を手にする。そして「俺は陰性だった」と雑談のネタにしたり、「陽性だったけどどうしたらいい？」と次の情報を探しにいく。そうやってはじめて、病気の予防が「自分ごと」に思えてくるというものだ。

もちろん、このプロジェクトもがん予防の目的も、助かる命を「むだ死に」させないことだ。同時に、予防すればかからなくていい病気にかかって医療費を「むだ使い」するのを止め、限られた医療資源を有効に使う目的もある。

専門的な話になるが、病気の予防には3段階があるといわれている。

- 一次予防（生活習慣の改善や予防接種などで、病気を未然に防ぐ）
- 二次予防（定期検査や検診を受け、病気を早期発見・早期治療をする）
- 三次予防（病気を適切に治療し、悪化や再発を防止する）

予防医療普及協会の活動は、まだ一歩を踏み出したばかりだ。ピロリ菌検査プロジェクトは、おもに一次〜二次予防までを促す取り組みだ。

この本も、予防医療普及活動のいわば、イントロダクションである。

序章では、日本の医療の現状について、1章では、予防医療普及協会がおこなった〝「ピ」プロジェクト〟を通して得た胃がんに関する知見、2章では、胃がんのほかにも予防が可能ながん（おもに感染症由来のがん）があるということ、3章では検診の重要性に触れたい。

4章と5章では、予防しておけば人生のQOLを格段に高めることができる歯周病、視力矯正技術など、僕がすすめたい予防について紹介する。

終章では、予防医療普及協会の今後の計画について。


この本に載せたことは、すべて、実際僕が医師や専門家たちに取材したなかで、知っていたほうがいいとリアルに感じたことばかりだ。

みなさんにも、とくに若い人たちにこそ、後々すべてが自分の身に跳ね返ってくる問題だと考えてほしい。

僕らの人生は限られている。

この先何が起こるかは、誰も正確に予測できない。

だからこそ、未来を恐れず思いのままに行動するべきだ。

この瞬間を全力で生きて、働いて、突っ走るべきだ。

それには、健康であるのに越したことはない。

「健康」は人生の目的ではない。

しかし、第一の条件なのだ。


医療はいま、最もイノベーティブな領域だ。

ここ数年でスマートフォンが、僕らの生活や行動を変えたように、最新の科学による医療の知見は、やがて僕たちの人生観にもイノベーションを起こしていくだろう。

世界の医療は、いま確実に病気の「治療」から「予防」の時代へシフトしている。

僕は、社会や人間を本質的に変えていくのは、政治でもなくメディアでもなく、テクノロジーだと考えている。

予防医療普及協会も、これから継続した取り組みを続けていく。

そして、最終的にはこの国の三大疾病（がん・心疾患・脳血管疾患）を撲滅したいと思っている。

2016年9月

堀江貴文

「予防医療普及協会」とは

予防医療普及協会は、2016年3月1日に発足した堀江貴文や経営者、医師、クリエイター、社会起業家などの有志を中心とした団体です。

病気になって、治療して、医療費を払って、やっと治す。でも、また病気になって……を人生の中で何度も繰り返す。そうした現状に疑問に持ったことから、私たちの活動はスタートしました。

病気の治療法や薬の開発に大きな投資がなされているのと同じように、いや、それ以上に、これからは病気の予防、つまり「予防医療」に、もっと多くの医療機関、民間企業、国が取り組むべきだと私たちは考えています。

病気を事前に予防できれば体への負担がなくなるばかりか、個人が支払う医療費も、国が負担する医療費も、どちらも大幅に減らすことができます。予防医療についての正しい知見を集め、啓発し、病気を予防する具体的なアクションを、さまざまな企業・団体と垣根なく連携し、推進していきたいと思います。

〝「ピ」プロジェクト〟は、クラウドファンディングで支援者を募り、ピロリ菌簡易検査キットやグッズ、HPへのロゴの掲載、講演会の実施などを支援者へのリターンとしてお届けするなど、さまざまなプランを展開しました。その結果、2016年3月1日〜4月28日までに支援総額1374万6000円が集まり、1422人もの方に支援していただきました。

2016年9月より一般社団法人予防医療普及協会となり、今後も予防医療や正しい医療知識を知ってもらうための活動を計画しています。

活動へのご理解とご参加、どうぞ、よろしくお願いいたします。

一般社団法人　予防医療普及協会　一同

「ピ」プロジェクト　ホームページ　https://www.p-project.jp

【発起人】堀江貴文／荒木英士／池澤和人／上村直実／小川晃平／加藤浩晃／駒崎弘樹／提橋由幾／佐渡島庸平／塩谷舞／鈴木英雄／荘子万能／徳永健吾／中村洋基／原聖吾／間部克裕／森田正康／山本隆太郎／渡邊嘉行

1章 むだ死にしたくなければ、ピロリ菌に気をつけろ。

2章 むだ死にしたくなければ、リスクを恐れるな。

3章　むだ死にしたくなければ、「忙しい」を言い訳にするな。

4章 むだ死にしたくなければ、歯医者に行け。

5章 むだ死にしたくなければ、QOLを意識しろ。

終章　これからの生存戦略と医療

序章

あなたは、むだ死にするかもしれない。

ある日、僕はニュースアプリの記事を読んで衝撃を受けた。

日本では毎年約5万人もの人が、胃がんで死んでいるという。

しかも**胃がんの99%は「ピロリ菌」感染が原因**で、検査を受けて除菌すれば、がんになる確率が激減する。事前に予防さえすれば、この5万人は死ななくてすむ可能性が高いそうだ。日本はこういうことがあまり広く告知されていない。

「むだ死に大国」ニッポンで生き残る技術

がんの原因といえば、一般に遺伝や喫煙のイメージだろうし、胃がんはストレスとか暴飲暴食のせいだ、くらいの認識だろう。しかし胃がんに関していえば、ピロリ菌以外が原因の場合はたったの0・5%程度だ。

僕は、以前にピロリ菌の検査を受けたことがあって、陰性だった。そうやって自分の身は自分で守ってきたが、**「胃がんはおもに感染症である」「除菌すれば死なずにすむ」**ということを知らないで死ぬ人が、何万人もいる現状は驚愕だ。

日本の死亡原因は第1位ががん、第2位は心疾患、第3位は肺炎、次いで脳血管疾

日本人の死因別死亡者数の割合（2015年）

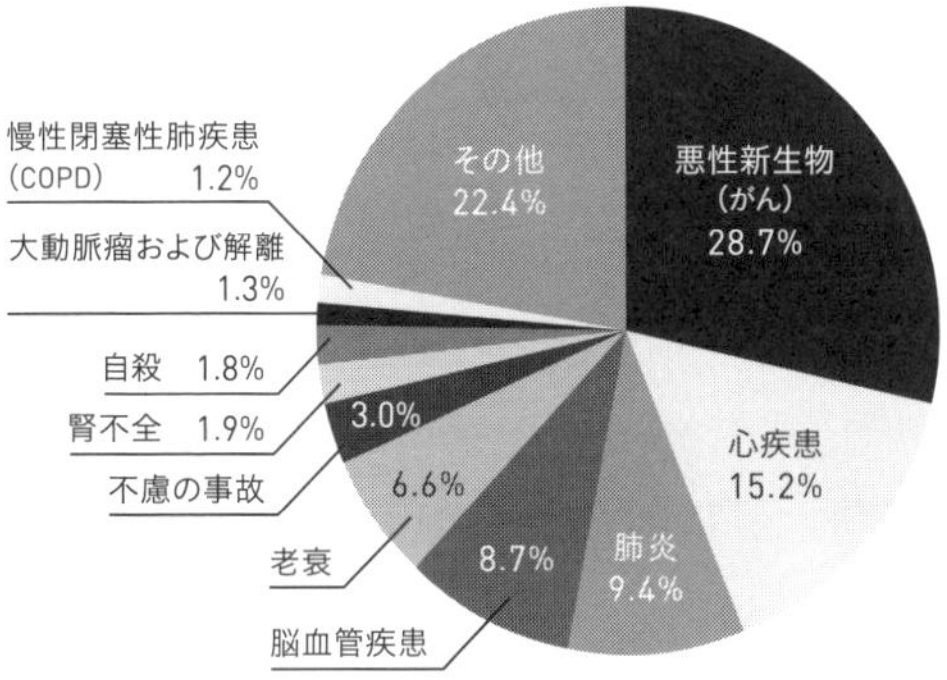

出典：厚生労働省／平成27年人口動態統計月報年計（概数）

患。がんのなかでも胃がんは、肺がん、大腸がんに次いで3番目に多いがんである（国立がん研究センター／2016年予測）。

この情報を、医療関係者や国が広く伝えていないのはおかしい。これだけ医療が発達している先進国で、知識があるかないかの差が生死を分けることがあるなんてバカらしいというのが正直な感想だ。

がんの約25％は感染症が原因だった

じつは日本人は感染症由来のがんが多いということが、ほとんど知られていない。現在、原因が特定できて、確実に予防対策がとれるがんは、喫煙による肺がん、そして感染症由来のがんだといわれている。たとえば、胃がんはピロリ菌、肝がんは肝炎ウイルス、子宮頸がんはヒトパピローマウイルス……**じつに日本人のがん全体の約25％を感染症が原因のがんが占めている。**これらを知らずに放置すれば、確実に「むだ死に」である。

日本の「がん予防」の第一人者である浅香正博先生によれば、日本人のがんに感染症が多いと最初に指摘されたのは、1996年のスタンフォード大学のパーソネット教授の講演だった。

感染症によるがんはアジア、アフリカ諸国に多く、当時（ザンビアで62％、中国で46％、日本で42％）、欧米では10％以下だった。

実生活における日本人のがんの発生要因

（Proc Jpn Acad Ser.B,2014）

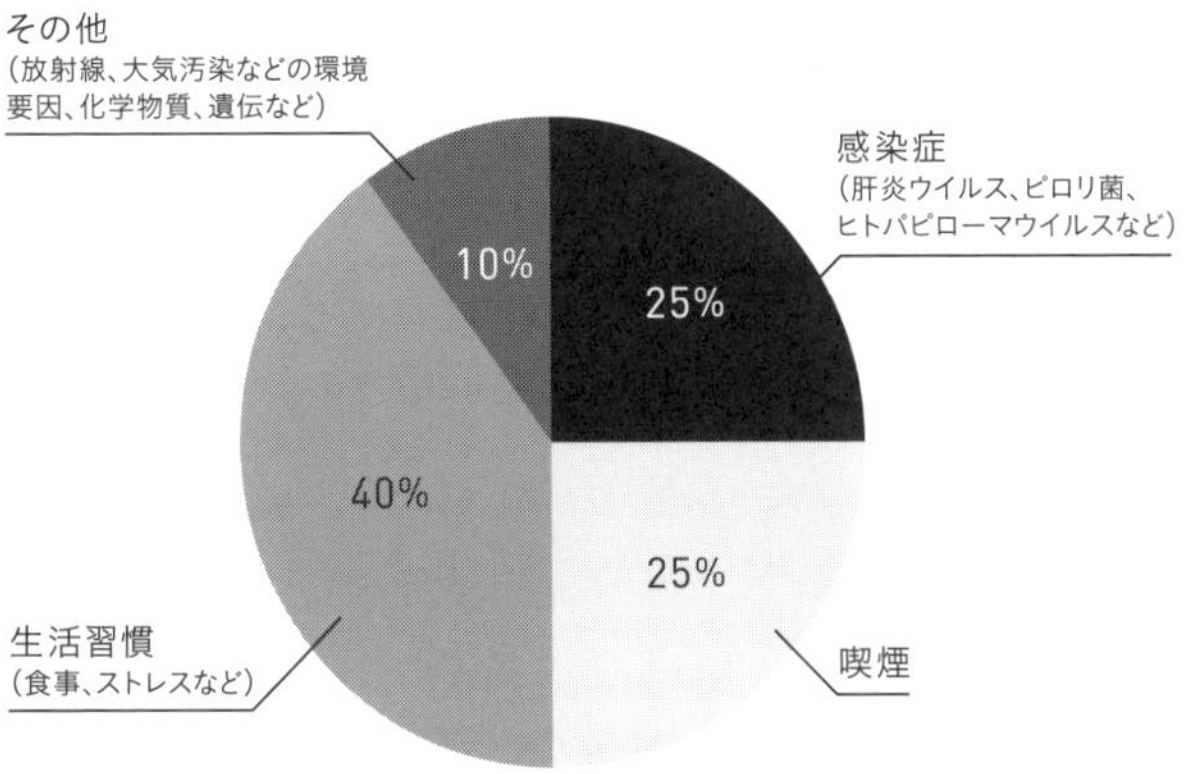

出典：『がんはどこまで防げるのか』（浅香正博著より）

この時点で日本の医療界では、がんは生活習慣が大きな要因というのが定説だった。しかし、パーソネット教授は、**「感染症由来のがんは予防可能だから、日本はがん予防がおこないやすい国だ」**と述べた。

それが国内で疫学的にも証明されるまでに約20年がかかり、いまになってやっとこの指摘が正しかったと医療関係者にも認知されている。つまり、20年近く日本のがん対策は遅れた。

検診も受けずにがんになった僕のおじいちゃん

日本では、具合が悪くなったら病院に行くのが当たり前だと考えられている。

しかし、これが大きな間違いだ。**検診は症状がないときに、定期的に受けるべきものだ。**

僕の祖父も、がん検診すら受けていなくて、結局大腸がんの発見が遅れてしまった。手術で大腸を切除したものの、すでに肺に転移していた。高齢のため肺がんは進行せず、93歳のいまも元気でいる。しかし、これは高齢ゆえのまれなケースで、もっと若い場合は進行も早く命にかかわる。

大腸がんは早期ではほとんど症状がない。腹痛や血便、腹部膨満感などの症状が出たあとに受診したら、すでに進行がんの可能性が高い。

予防には野菜中心の食生活や適度な運動がいいというエビデンスもある。しかし、個人の生活習慣を変えるのはなかなか難しい。

僕は、確実にがんを予防するために、**まずは症状の有無にかかわらず検診を受ける**

べきだと思う。大腸がんなら、せめて便潜血検査（便に混じった血液を調べる）を受けること。

50、60代なら、がんのもとになるポリープがあるかどうかも調べておくべきだ。

よく大腸がんは50代には何かしらのスクリーニング検査をしろといわれるが、気になるなら、20、30代前半でもスクリーニング検査を受ければいい。

予防できたはずの病気になって、「しょうがないよ、歳だから」と苦しむのはやめてほしい。

治療と闘病がマーケットにされている！

日本では、とにかく予防に金と時間をかける発想が乏しい。

その代わり病気になった後の対処に、莫大な金が使われる。

たとえば、生命保険。

僕は生命保険に入っていない。がんになった日のために保険に投資する金があったら、いま検診や人間ドックに行くほうがいいと思うからだ。

日本は保険大国で、**生命保険の世帯加入率は89・2%**（平成27年度生命保険に関する全国実態調査）におよぶ。

「がん保険」「医療保険」と一口にいっても、検査入院には給付金が支払われない場合もある。

高齢者を対象に持病もカバーする保険もあるが、保険料は高めだ。かけた以上のお金が返ってくるかどうかは、確率に左右される賭けと同じだ。基本的には、保険会社の側に利益が出るようになっている。

とくにがんに特化した商品は、契約後90日以内にがんと診断されても給付金が出ない、同じ「がん」でも皮膚や内臓の粘膜にとどまっているがんは給付金が少ないなど細かな違いがあるから厄介だ。

そして、実際にはがん保険には入ってもがん検診は受けない人たちもいるから、まったく意味不明だ。

そもそも病気になった後や死後のことに金を使うこと自体が、「むだ死に」を想定していると気づいてほしい。

健康志向なのに予防には無頓着な日本人

そのくせ、なぜか日本人はやたらと健康や食事に意識が高い。減塩やグルテンフリー、糖質カット……つねに健康のトレンドに敏感だ。

健康食品も盛んに売られていて、「ピロリ菌予防」を売りにするヨーグルトもある。もちろん、**ピロリ菌に働きかける乳酸菌はいるが、除菌はできない。**食品でいえば、**緑茶がピロリ菌に対する殺菌効果がある**という研究もあり、ピロリ菌による胃の粘膜炎症を抑えることは実験でも証明されている。**けれども人間の胃の中で完全に除菌することはできない**のだ。

僕がツイッターでピロリ菌のことをツイートすると、必ず「私はヨーグルトを食べているから大丈夫です！」とコメントを寄せてくる人がいるが、勘違いしないでほしい。

日本人は食事療法やオーガニックなものへの信仰心が強い。漢方や自然食は安全で、西洋医学の薬はダメという風潮がある。

でもその考え方は、むしろ逆だと思う。

一般に市販や処方されるような薬は、実際に服用が許されるまでに、製薬会社によって繰り返し実験と調査がなされている。当然、副作用がない薬などないが、薬事法にもとづいて細かく説明されている。

それよりもオーガニック風を装った医薬部外品のサプリメントの方が、よっぽど危険だ。

書店には、「○○を食べれば、がんが消える」とか「病気にならない食事法」といった書籍が山ほど並んでいる。がん治療や闘病に関する本もバリエーションが豊富だ。抗がん剤を否定する有名医師もいれば、それを批判するカウンター的存在の医師もいる。氾濫する情報からどれを選んだらよいかを真面目に考えるならば、**高度な医療リテラシーが求められる。**

ところが、「がん予防」に関する本は案外見つからない。闘病と治療だけが取りざたされ、科学的なエビデンスにもとづいた予防法を教えてくれる本は、なかなか見当たらないのだ。

国民皆保険制度はやがて破綻する

こうしていまやっと、日本で「予防医療」の重要性がクローズアップされているのには、もうひとつ大きな理由がある。

社会の高齢化にともない、国の医療費が年間40兆円に達し、このまま「治療」にばかり金をかけていたのでは、この先、**「国民皆保険制度」の破綻が目に見えているから**だ。

そのため、消費税の増税や国の補助金の活用、高所得の会社員の保険料引上げが予定されている。また、75歳以上の後期高齢者医療制度の保険料では低所得者の負担軽減措置が17年度から原則的に廃止の予定だ。

65歳以上になると有病率が急激に上がる。

何かしら病気を持っていて慢性化すると、ずっと通院することになるが、日本の医療は、窓口負担1～3割で治療が受けられる。世界的にもまれな素晴らしい制度といわれてきたが、負担額が少ないために**「とりあえず病院に行けばいいや」という人た**

ちがいるのも事実だ。

そこに医学の高度化も相まって、進行したがんに使う分子標的薬（ニボルマブ）を含む抗がん剤など年間数千万円がかかる医療が国費でおこなわれている。これを問題視し、なかには**75歳以上は延命治療を控えるべきという極論も出てきている。**

国民皆保険制度のないアメリカでは、医療費を負担できない貧しい層は切り捨てられるし、医療費で破産する人もいる。医療費を国庫負担でまかなうイギリスは、一定以上の医療は保険適用されない。

僕は日本もいっそのこと、予防に策を講じたうえで病気になった人は救済するが、**さんざん不健康な生活を送って予防策をとらなかった人には、それなりのツケを払ってもらうシステムに一刻も早く舵を切るべきだと思う。**

国策で強制しないと患者は減らない

日本には、会社員の健保や公務員の共済など、多くの健康保険組合があり、厚生労働省はそのすべてをきちんと管轄できていない。

僕はもともとIT業界だったから、関東IT健康保険組合に入っていた。IT企業限定の保険で、若い労働者が多いので病院にかかる人も少なく保険料も安い。福利厚生もなかなかよかった。

現在は健康診断も、各保険組合に委ねられている。よって住民検診受診率は把握できても、職域検診がどれくらいなされているのか実態がわからず、国民全体の検診受診率やがんの罹患率も、正確にはわからない。

一方で、台湾や韓国は、健康保険機構を国が一括管理し、ナショナルデータ化している。そのため、**年に1回のがん検診を国民に義務付ける**など合理的な施策がとりやすい。

また、**アメリカでは、民間の保険会社が大腸がん抑制のために、内視鏡検査を推奨して、検査を受けた人の保険料を安くした。**受けなかった人には医療費を高くしたところ、あっという間に大腸がんの死亡率が激減。大腸がんはもともと欧米の生活様式から生まれたがんだといわれていたが、現在は日本の患者のほうが多い有様だ。アメリカは日本の4倍くらいの人口なのに、だ。

2016年新規のがん患者数と死亡者数の予測

新規のがん患者数（人）	
男性	57万6100
前立腺	9万2600
胃	9万1300
肺	9万600
大腸	8万4700
肝臓	2万9000
女性	43万4100
乳房	9万
大腸	6万2500
肺	4万3200
胃	4万2600
子宮	3万200
がん全体	101万200

死亡数（人）	
男性	22万300
肺	5万5200
胃	3万1700
大腸	2万7600
肝臓	1万8300
膵臓	1万7100
女性	15万3700
大腸	2万4000
肺	2万2100
胃	1万6800
膵臓	1万6600
乳房	1万4000
がん全体	37万4000

出典：国立がん研究センター（2016年7月発表）

日本でこれ以上、むだ死にを増やさないためにも、**僕はいまこそ健康保険組合組織を民営化するべきだと考えている。**

これからは、民間の保険会社と組んで検査を義務化し、予防医療を兼ねた保険プランをビジネス化すれば、検診受診率も格段に上がるはずだ。

若い人のがんが社会的損失になっている

この5年間で、**毎年40代以下の胃がんの死亡者は約1000〜1100人**という。毎年37万人もが死ぬがん患者のなかではごく一部に思えるかもしれないが、**80代の人ががんで死ぬのと、働き盛りの若い人が死ぬのとでは、社会的損失の意味合いが違う。**

例を挙げれば、同じ胃がんでもふたつに分かれる。

ひとつは32歳で急逝したニュースキャスターの黒木奈々さんのように若年者の胃がんで進行が速いもの。

もうひとつは、60代でじわじわと増えてくる胃がん。全然違うが、「ピロリ菌」が原因であることは同じなのだ。

一般にがん細胞が生まれてから、がんとして見つかるまで10年ほどかかるという。いま20代、30代、40代の人こそ、症状がないうちに検診を受けて先手を打っておくべきだ。

とくに**女性はがんにかかったときのボリューム年齢が低く、40代が47・7%と最も高く、次いで30代が29・9%だという。かかるがんの種類で1位は「乳がん」**(45・5%)、**2位は「子宮頸がん」**(19・5%)と女性特有のがんが多い(三菱UFJリサーチコンサルティング調査)。

乳がんはかつて「ピンクリボン運動」が社会的ムーブメントになり、検診の習慣化が進んでいるが、それでも諸外国に比べれば検診受診率は低い。

子宮頸がんは、いまワクチンの副反応問題で予防の啓蒙が停滞している段階だが、同時に毎年約3800人もの人が死んでいる現実がある(詳しくは2章)。

何かしらの医療行為を受けることには「予防」でさえ、リスクがつきものであることを、改めて考えてもらいたい。

大人の80%が放置している病気がある

日本では、**成人の8割が感染しているにもかかわらず、治療する習慣がない病気がある。**それは、歯周病菌による歯周病だ。ちょっとした歯の不具合だと考えられているかもしれないが、じつは感染症である。

放置すれば歯が抜け、歯を支える顎の骨が溶ける。そればかりでなく、歯周病菌が全身に行きわたれば、糖尿病や脳内の動脈瘤破裂（くも膜下出血）などの疾病を引き起こす。

定期的に歯医者に通えばほぼ防げることだが、**日本では高齢で総入れ歯になってしまう人が多いし、歯周病を治療する習慣がない。**実際の死因は「脳血管疾患」の場合でも、じつは歯周病菌でむだ死にした、という人も相当数いるはずだ。

満員電車、家族…むだ死にを招くストレス

幸い、僕はこれまで命の危険を感じたことは一度もない。

腎臓結石で入院して、結石を超音波で破砕する手術をしたが、身体を切ったことはない。

僕は食事は好きなものを、好きなように食べることにしている（朝は食べないことが多いが）。よく健康のために食事制限にこだわる人もいるが、あれはストレスがたまる

のでやらないことにしている。ライザップに通っているときは糖質制限をしているが、それはあくまでも体型維持のためであって、健康のための施策ではない。

とにかく、**ストレスは、「むだ死にしない」ために最も避けるべきことだ。**僕はストレスがたまっているな、と感じたらさっさと寝てその日のうちに忘れる。そして、忙しく働いて、嫌なことやネガティブなことを考える暇を作らない。

やりたくもない仕事を無理してやっているなら、いますぐやめてしまえばいい。

家族が面倒だったら、家族をやめたっていい。

自分の何かを犠牲にして生きるのは、やめたほうがいい。これが僕の持論である。

先日、東京都知事の小池百合子さんが「満員電車をゼロに」という選挙公約を掲げていた。あれはぜひ実現してほしい。満員電車によるストレスはストレスのうちでも最悪の部類だろう。

のちに紹介するレーシックも、見えないストレスを排するために施術したわけで、あれでかなり快適になった。

このあとの章でいう「むだ死にしない技術」についても、予防の知識に関しても、あくまでもストレスにならない程度に、自分のためにやってみたいことを取り入れるくらいのつもりでいてほしい。

1章

むだ死にしたくなければ、ピロリ菌に気をつけろ。

胃がんの99％がピロリ菌感染が原因だ。

しかし、「ピロリ菌が胃がんの原因である」という事実の認知度が、あまりにも低い。ＷＨＯ（世界保健機構）では、いまから20年以上前の１９９４年に「ピロリ菌は胃がんの原因である」と認定した。２０１４年にはピロリ菌除菌に重点をおくべきだと発表している。

ところが日本では、いまだに除菌すべきか、すべきでないかという議論が起こる現状がある。

胃がんでむだ死にしない技術

ピロリ菌は、正式には**ヘリコバクター・ピロリ**という。

人間の胃の表面を覆っている粘膜層や粘膜表面に棲み、体に6本前後の脚（鞭毛）があり、これを高速で回転させて、胃の中を泳ぐ。自分を強酸の胃液から守るためにウレアーゼという酵素を出して周囲をアルカリ性にしている。またピロリ菌が**生成・分泌する毒素やアンモニアにより胃の粘膜上皮が傷ついて胃炎や潰瘍が生じる**。これ

胃がんの死亡者数の推移

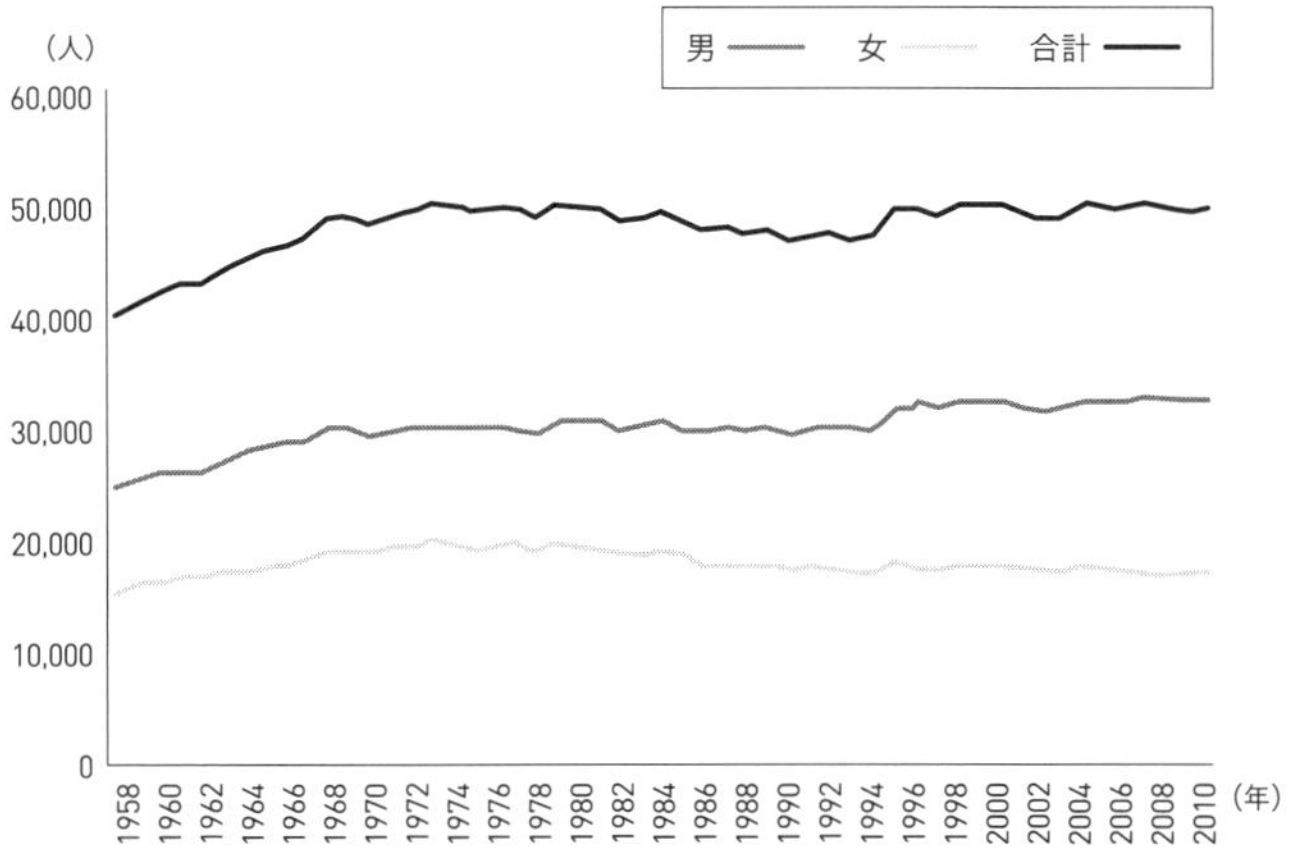

出典：国立がん研究センターHPより

が繰り返されることにより、胃がんに進展する。

そもそもピロリ菌は、１９８３年にオーストラリアのロビン・ウォーレン（病理学者）と、バリー・マーシャル（微生物学者）によって発見された。

それまで「強塩酸の状態ではバクテリア（細菌）は住めない」と考えられていたが、１９７９年頃に「胃の中に螺旋状のバクテリアのようなものが見える。とくに胃炎の患者にそれが多い」とウォーレンが発見した。その後も彼らは研究を続けて、マーシャルは内視鏡で自分の胃の中にピロリ菌がいないことを確認した後、自らピロリ菌を飲んで胃炎になるという身体を張った実験をおこない、その仮説はたしかなものになったそうだ。

ピロリ菌の第一発見者であるバリー・マーシャル博士と、ロビン・ウォーレン博士には、2005年、ノーベル賞が贈られた。胃炎や潰瘍の原因がピロリ菌による感染症だった事実は、世界的には大きな話題になり、その後の研究で胃がんの原因であることが判明したが、日本では医療関係者には知られたものの現在にいたるまで10年以上認知度が低いままである。

飼ってはいけない悪玉菌ピロリ

ピロリ菌は、いまの日本では自然環境にはほとんどいない。日本の大学や研究所が全国の井戸水やため池などの水を培養しても出てこなかったが、ネパールやチリ、インドでは、井戸水から培養できたという報告がある。ガンジス川などはピロリ菌の宝庫だそうで、インド人の感染率は高く、20代の人は9割以上ピロリ菌を保持しているそうだ。

日本における**ピロリ菌の感染率は、20代で10%以下、30代で15～20%。**それが、60代になると50%以上になり、**年配の人ほど感染率が高い。**

上水道の普及率が80%を超えたのは1970年。それ以降に生まれた人は感染率が低いが、上下水道が完備されていなかった時代に生まれたいまの60歳以上の人たちは感染率が高い。

いま日本でピロリ菌に感染している人は、**ほとんどが5歳未満に感染している**のが特徴だ。おそらくピロリ菌を持っている家族などを通して感染するのではないかとみられている。人間はバクテリアなどが体の中に入ってくると免疫反応によって、それを排除するが、5歳未満では免疫寛容状態のために、受け入れてしまうのだそうだ。

大地震よりも死ぬリスクが高い

日本が地震大国であるという認識はあっても、「胃がん大国」という異名をも持っていて、そのことで海外から煙たがられている……ということを、知っている人は少ないだろう。日本人の胃がん発症率は欧米諸国の約5倍にものぼる。

一口にピロリ菌といっても地域によって差がある。たとえば**日本や韓国のピロリ菌は、欧米と比べて強力で、胃がんになるリスクが高い悪玉菌だ。**

欧米人の胃の中にピロリ菌がいたとしても、起こす病気は十二指腸潰瘍が多く、潰瘍になってから除菌しても遅くないという。それに対して、日本人と韓国人の胃の中にピロリ菌がいる場合は、高い確率で胃がんを作る。

東南アジアも、胃がんが発生することはあるが、確率としては低い。ここまで胃がんの発生率が高いのは、日本と韓国に偏っているそうだ。

沖縄と東北ではピロリの種類が違う

同じ日本でも、ピロリ菌の分布に地域差がある。

胃がんの死亡率が一番低い県は沖縄県だ。胃がん死亡率の高い青森県や秋田県などは、塩分の濃い食事が主だから胃がんが多く、沖縄は（食事の）塩分が少ないから胃がんで死ぬ人が少ないといわれた時代もあったが、じつは食事が原因じゃなかった。

食生活や気候が影響しているという説もあったが、これは「ピロリ菌の種類が違う」という説が有力だ。沖縄の人の胃の中にいるピロリ菌は、胃がんを起こす毒性が少ない、欧米型などのピロリ菌が多かったそうだ。

ピロリ菌は人の胃にしか感染しない細菌だ。胃がんリスクの高い菌が多く感染している地域で生活していた人は、胃がんリスクが高くなってしまう。元をたどると、朝鮮半島から渡ってきて日本に住み着いた人たちの胃の中にいるピロリ菌が、胃がんを起こしやすいのではないかといわれている。世界的に見ても、樺太あたりの東シベリアと、朝鮮半島、中国の東側、そして日本。このあたりで胃がんの発生率が、ものすごく高い。

欧米の専門家からは、学会で「毒性の強いピロリ菌をばら撒かないでくれ！」「早く、日本人の胃の中にいるピロリ菌を全滅させてくれ！」と冗談交じりに言われるぐらいだそうだ。

毎年5万人死ぬのに、検査する人10%

韓国も日本と同じくピロリ菌感染者が多い。

胃がんの検診受診率は10年以上前は日本と同じくらいだったが、ここ数年で50%と非常に高くなり、早期発見をして、胃がん死亡者を劇的に減らすことに成功している。

韓国は、「内視鏡でも、バリウムでも、どちらでもいいので2年に1度は検査を受けてください。その代わり検査を受けなかったら、胃がんの医療費を高くします」という仕組みにしたところ、受診率が大幅に上がったそうだ。

一方、日本では、検査はバリウムか内視鏡（胃カメラ）かどちらがいいか、という議論が長く続き、2015年になってやっと内視鏡も胃がん検診として認められた。

序章でも触れたが、韓国の場合は、政府が健康保険機構を一括管轄している。日本は保険組合が複数あるため、一元管理が難しい。アメリカでは健康保険は民営化しており、競争原理によってがん検査率向上を果たしている。日本はどちらにも転ばず、中途半端だ。したがって**日本人の胃がん検診受診率は、まだ10%くらい**である。何より問題なのは正確な受診率さえわからないことだ。

日本は、アメリカには大腸がん、韓国には胃がんの検診の普及率で負けている。日本の医師たちは、日々それらの国に医療技術を教えに行っているぐらいレベルが高く、内視鏡機器もほとんど日本製だというのに、「予防」の面では世界に遅れをとっている。

もちろん難しいオペを成功させる技術やその普及も大切だ。しかし、より大きな視点で見れば、病気になる前の段階に簡単な検査で早期発見を促すことを国として普及させることのほうが重要だ。

中学生ぐらいで除菌しておくのがいい

ピロリ菌についていえば日本では、**中学生での検査・除菌をおこなうべきだ。**

なぜなら40歳代以下の若い人も、いまなお年間1000人以上が胃がんで亡くなってしまっている。それを救うためには、50歳から始まる胃がん検診で対策しているだけは意味がない。おもな感染経路は親から子への感染なのだから、親になる前に確実に除菌することも重要だ。

小学生ではまだ体が小さく検査や治療を大人と同様におこなうことができないし、再感染のリスクがある。高校生では義務教育を離れて統制がとりにくい。妊娠中・授乳期の人は除菌したくても、抗生物質が飲めない。

それに人間の体は、年齢が経てば経つほど、風邪やいろんな病気になったりして、抗生物質を投与される機会が増えていく。そうすると、**ピロリ菌も抗生物質への耐性を獲得して強くなってしまい、ちょっとやそっとじゃ除菌できなくなる。**どんどんゴキブリが殺虫剤で死ななくなっているのと同じようなものだ。大人になってから除菌しようとしても、なかなか上手くいかないこともあるという。

だから中学生で検査・除菌するがベストなのだが、これが日本的な縦割り制度の面倒なところで、15歳未満だと小児科の担当になり、内科医は15歳以上が担当になる。その領域をまたいでしまうことで連携をとることが難しく除菌が進まない。

そんな理由で救えるかも知れない若年性胃がんや、ほぼ確実に予防できる将来の胃がんで命を落とす人が増えるのはむだだ。さっさと仕組みを変えるべきだ。

本当に殺しちゃって大丈夫なのか問題

「自覚症状の無い人に、ピロリ菌を除菌するのはやりすぎ」という議論もある。「逆流性食道炎が発症するから」と躊躇する人も多い。

たしかにピロリ菌を除去すると、逆流性食道炎になる人もいる。だが統計学的に有意になるほどではなく、よくなる人も変わらない人も多い。

ピロリ菌除菌後の食道がん発生のリスクがあるといわれている理由は、欧米の説がもとになっている。ピロリ菌を除菌をすることによって胃腸の酸分泌が改善する。それが原因で逆流性食道炎になり、さらにはバレット食道（食道が胃の粘膜に置換される）という状態になり、そこから派生して食道（腺）がんになるというのだ。

日本での除菌後の逆流性食道炎の発生率は3～19％と報告されているが、一時的なものだ。さらに、日本の食道がんは95％が扁平上皮がんであり、バレット食道と関係する腺がんは5％程度で、欧米とは異なる。

日本人は欧米人に比べてバレット食道からがんになりにくいともいわれており、**日**

本人で除菌により食道がんが増えたというデータはない。したがってピロリ菌による胃がんのリスクのほうがずっと高く、除菌による胃がん予防のメリットは明らかだ。

消化器内科の現場の医師たちは、ピロリ菌感染で荒廃した何千人もの胃を診ている。除菌によって健康に戻った胃も何度も診ている。そして、胃がんで命を落とす何百人の患者さんと、その家族も見てきた。死を前にしたときいつも考えるのは、**「この人は除菌をしていれば、死なずにすんだのではないか?」**ということだという。

家族をがんにする最悪のパターンもある

海外ではこのような研究がある。

中国の報告では3000人以上を対象にして、15年の経過を追ったところ、除菌した人のほうが胃がんの発生が抑えられた。同じような大規模研究は欧州でも進行中で、結果が待たれている。

日本は、ピロリ菌感染率の低下から、長期的には胃がんの発症は自然と減っていく。しかし、いま現在ピロリ菌に感染していて、将来的に胃がんになるかもしれない人がまだ多数いる、ということが問題だ。彼らが胃がんで命を落としてしまうことを考えると、「除菌によるデメリットのほうが少ない」と僕は思う。

よく体の中の細菌を除菌することで清潔になりすぎて、アレルギー的な疾患が増えるということがある。花粉症だったり、喘息だったりが増えてしまう。だから、おとなしい感染症はそのまま置いておいて、菌と共存しましょう、という意見があるのはごもっともだ。

でもこれは、少なくとも日本人や韓国人の胃の中にいるピロリ菌には、まったく当てはまらない。しかもピロリ菌がいる本人が胃がんを発症しなくても、**子や孫に感染させてしまって、その人が胃がんになるという最悪のパターンもある。**

血を吐いたり、胃や十二指腸に穴が空いたりする消化性潰瘍だってピロリ菌がおもな原因だ。胃がんだけではなくピロリ菌が原因で起こる病気をすべて予防できることも忘れてはならない。

数千円で命拾いするなら安い投資だ

ピロリ菌に感染しているかどうかは、自覚症状がないので自分ではわからない。まずは感染しているかどうかを調べる必要がある（僕は数年前に検査をしたら陰性だった）。検査方法はいくつかある。

【検査方法①】 医療機関で調べる場合

「お腹が痛い」、「胃がもたれる」などの症状があって受診するパターン。医師がピロリ菌の感染を疑うことで初めて検査をしてもらえる。ただし健康保険が適用になるのは、内視鏡（胃カメラ）で胃炎を診断してからになる。胃炎があった場合、内視鏡でおこなう検査や、ほかに血液や便、呼気などで検査する方法もあるが、検査前の内視鏡は必須となっている。最近、鼻から入れる細い内視鏡が普及し、以前よりはずっと楽に検査できるようになってきた。内視鏡は精度が高く、その場で除菌治療を受けることもできる。

保険診療で、支払いは4000円〜5000円ぐらい。医師から詳しい説明を聞くことができ、陽性ならばすぐに治療できるメリットがある。

検査・除菌はどの医療機関でもできるが、「消化器内科」のあるところをおすすめしたい。日本ヘリコバクター学会のホームページではピロリ菌に詳しい認定医を公開しているので、こちらを参考にするとよいだろう。
(http://www.jshr.jp/medic/index.html)

【検査方法②】　自治体や企業の「ABCリスク検診」で調べる場合
一部の自治体や企業、人間ドックでは「ABCリスク検診」といった名称でピロリ菌の検査をおこなっている。採血して、ピロリ菌の有無と胃炎など胃がんにかかるリスクの高さをA、B、C、D、Eに分類して評価する検査。通常の検診にオプションとしてつくことが多く、値段も無料～3000円程度と安い。

【検査方法③】　検査キットを使用して調べる場合
「検査にいく時間がない」「痛いのは嫌」「子どもが泣いて病院に連れて行けない」……病院や検診に行かなくとも郵送検査で調べる方法。尿や血液、便を指定の容器に採って検査会社に送る。4000円～5000円かかるが、病院に行ったり、検診を受診したりするわずらわしさがない。結果は2週間ほどで送られてくる。

予防医療普及協会でおこなった「ピ」プロジェクトの検査キットも、この方法で購入してもらい、結果を送付する形式だ。検査キットは、さまざまな人に掛け合ってもらい、業界最安値（いまのところ）の3980円（税別）で販売している。

これらの方法でピロリ菌に感染していないとわかれば、一安心だ。ただし、検査には「偽陰性」といって感染しているのに陰性と判定されてしまうこともある。70代以上の人、胃の手術後や腎不全、胃酸を抑える薬を飲んでいる人などは、偽陰性になりやすいので注意が必要である。

「予防医療普及委員会」の「ピ」プロジェクトのホームページには、**「ピロリ菌感染度診断」**というコーナーがあって、ピロリ菌がいるかどうかの可能性をチェックする7つの質問が載っているので、ぜひ試してみてほしい。

(https://www.p-project.jp/examination)

生まれた年代や住環境によって、下水道や井戸水の使用状況、虫歯の治療の有無（ピロリ菌は口腔内にもいる）でピロリ菌感染率が変わってくる。ちなみに僕はこれでチェックしたら「90％」という結果がでたが、実際の検査では陰性だった。あくまでも目安として考えてもらいたい。

胃炎に保険がきくのは日本だけ

除菌してピロリ菌を退治することで、将来胃がんになる確率は格段に減る。若いうちに除菌すればさらに予防の確率は高くなる。

除菌には、抗生剤を2種類と、胃酸を抑える薬の合計3種類を1週間飲む。

1次除菌で7割が除菌されるが、そこでダメだった場合も、2次除菌で98％除菌できる。いずれにしても100％ではないので除菌をしたら、成功したかどうかを呼気試験や便検査などを受けて確認することが大事だ。最近発売された新しい胃酸を抑える薬を組み合わせれば、1次除菌で85～90％除菌できるそうだ。

2013年からは潰瘍などがなくても、ピロリ菌に感染した全員が健康保険で除菌できるようになっている。

ピロリ菌の除菌、胃炎で健康保険がきくのは、世界中で日本だけだ。なぜ認められたかというと、**胃がんになったあとのほうが、圧倒的に金がかかるからだ。**手術、抗がん剤治療などに比べると、除菌したほうが安いとやっと最近になって国が認めた結果だ。

しかしよく注意してほしいのは、胃炎が進行してからの除菌は胃がんになるリスクを30~40%減らすことができるに「すぎない」ということだ。こうして、ピロリ菌を悪玉だ、ピロリ菌が胃がんの原因だということを伝えていると、「ピロリ菌を抗生物質で除菌したら、絶対に安心だ」と勘違いしてしまう人がいる。これも危険だ。薬を飲んだあと2か月後にもう1回、病院にきて除菌が成功したかをチェックしてほしいが、ここで安心してこない人が多い。

ピロリ菌の除菌薬を飲んだ人は、「もう大丈夫だから」と健康診断で胃カメラを断る場合がある。医師によっては「胃カメラは飲まなくてもいいですよ」という人もいる。だが、それで結果として発がんに気づかず、胃がんの発見が遅れて亡くなってしまう人もいる。

残念だが、**除菌による胃がん予防効果は１００%ではない。**ピロリ菌検査で陽性だった人は、除菌後も胃がんになっていないかどうかを調べるために、定期的な内視鏡検診はやはり必要だ。最低でも1年1回くらいは病院で確認してほしい。

年齢が上がれば上がるほど、除菌後もがんになる可能性がある。日本では内視鏡の技術が優れているので、早期に見つかれば必ず治る。

除菌をする、そして陽性ならフォローする。その両方が大事なのだ。

90歳でもハタチの胃が保てる方法

かつては「歳を重ねると胃が弱くなる」と思われていたが、そもそも、**ピロリ菌がいないと胃は全然歳をとらないらしい**。90歳になっても、ハタチの子の胃と変わらない胃壁が保てるという。内視鏡をやっている医師は、ピロリ菌に感染しているかいないかは、胃壁の見た目ですぐにわかるという。

ピロリ菌に感染している胃は、ヒダが厚くなっていたり粘液が多い。さらに長年感染している人は胃のヒダがなくなってつるりとして、胃が腸のようになっていく。そういうところにがんができやすい。

ピロリ菌に感染しても自覚症状は乏しいが、内視鏡で見ると、れっきとした病気だとすぐにわかるという。

また、「もう老人だから除菌しなくていいよ」という人もいるが、そうではない。

じつは最近ショッキングなデータがあった。老人介護をしている若い介護士が、勤務歴が長いほどピロリ菌に感染している人が多い、ということが指摘されたのだ。胃がんを発症していない高齢者から、感染してしまっているということだ。同じ施設に勤務していても、下痢や吐瀉物に触れることのない事務職の人は感染率が低い。

もちろん、ひとつの可能性を報告したもので今後検証が必要だが、可能性としてはあり得ることだ。自身も知らず知らずに、ピロリ菌を広めてしまっているかもしれないので、高齢者だからって検査、除菌をしなくてもいいというわけではないのだ。

ピロリを制すれば胃で悩まなくていい

いま年金の財源が問題になっているが、胃がんになった人を治療するために抗がん剤を使うと、場合によっては百万円単位の医療費がかかる。

胃がんになる人は年間約13万３０００人、実際にはさらに多いので、その医療費が莫大になる。しかもいま、**人口ボリュームの多い団塊の世代が、発がんする年齢に差し掛かっている。**するとこれからどんどん医療費がかかってしまう。医療費を使い果たさないためにも、「予防」をまずやるべきだ。

日本が将来的にも医療制度を継続させて、福祉や子育て支援の分野に限られた社会資源を分配するためにも、低価格で大人数に実施できる「予防医療」をまずはやらなければならない。

胃がんに関しては、とくにやるべきことが明確だ。ピロリ菌の検査（できれば早期に）、そして除菌。それと、除菌してから定期的に内視鏡検査や胃がん検診を受けること。それで、胃がんで亡くなる人をほぼゼロにできる。

いま医療界では、都市部と地方の格差が問題になっているという。

全国どの地域でも質の高い医療が受けられるのが望ましいが、実際、高度ながん治療が可能な病院も専門医も都市部に集中する。

しかし、「予防」の段階であれば遠隔地でもバス検診や郵送検診という手がある。

病気になってから都市部に通院するのは大変だが、健康なときに検査を受けにいくのは難なくできる。予防は、医療の地域格差を解消する手立てでもあるのだ。

さらに医療関係者と、そうではない人の間には、そもそもあまりにも知識の溝がありすぎる。その溝を埋めようと医師たちも努力をしているが、そのメッセージは健康に対して意識が高い人にしか届いていない現実がある。

だが、健康に対する意識が低いからといって、「興味がなかった」「知らなかった」で死んでしまってはもったいない。

僕のメルマガやツイッターで紹介する医療トピックスを軽くチェックするだけでもいいから、少しずつ健康に関してアンテナをはっていってほしい。

ピロリ菌

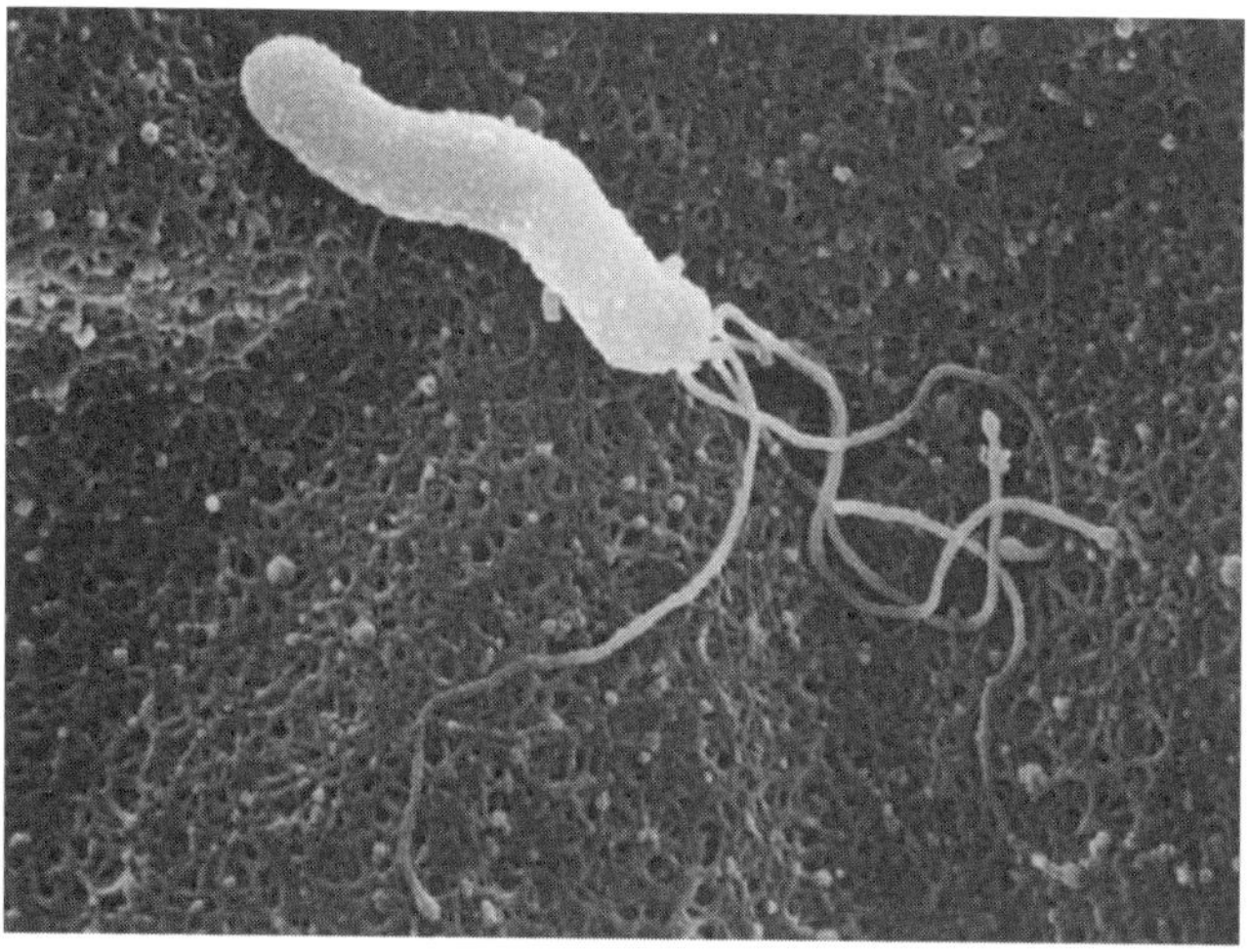

ヘリコバクター・ピロリ (Helicobacter pylori)
らせん状桿菌。体長は約4ミクロン。
ヘリコバクターの「ヘリコ」は、らせん形(helicoids;ヘリコイド)から命名され、ヘリコプターの「ヘリコ」と同じ意味である。しっぽのような鞭毛を旋回させながら活発に動き回り、1秒間に100回転もの勢いで移動する。そのスピードは人間が100メートルを5.5秒で泳ぐほどだという。おもに人間の胃の粘膜に生息し、胃炎や十二指腸潰瘍、胃がんなど、胃の病気の原因になる。ほとんどの場合、一度感染すると除菌しないかぎりは胃の中に棲んでいる。

写真:鈴木英雄氏より提供

2章

むだ死にしたくなければ、リスクを恐れるな。

胃がんのほかにも、感染症が原因で予防が可能ながんがある。肝臓がん、子宮頸がんがその代表的なものだ。両方ともウイルスが原因である。ウイルスを放置してがんになった場合に命を落とすリスク、そしてワクチンや薬剤で治療をおこない副作用が出るリスク……医療にはリスクがつねにつきもので、医師によれば「医療とはつねに台風の中、高速道路を全速力で走っているようなもの」という。

ウイルスでむだ死にしない技術

肝臓がんも、予防できることが知られていないがんのひとつである。

肝臓はタンパク質の合成、解毒、代謝などの機能を一手にになう、体の中ではもっとも重要な「化学工場」である。

1988年にC型肝炎ウイルスが発見されるまでの間、飲酒、つまりアルコールが肝臓がんの一番の原因と思われてきた。飲み過ぎは肝臓に負担がかかることは間違いないが、**アルコールだけで肝臓がんになる人の割合は100人の肝がん患者のうち2、3人程度だ。**

肝臓から発生するがんは2種類あり、肝細胞がんと、胆汁の通り道である胆管から発生する胆管細胞がんがある。**肝細胞がんの場合、おもに「肝炎ウイルス」の感染**によってがんになる。

2008年の肝細胞がんの罹患者数は、男性が3万2148人、女性が1万6364人。男性では5番目に多いがんだ。2012年は男性2万60人、女性1万6330人が死亡していて、4番目に死者の多いがんになっている（国立がん研究センター調べ）。

酒の飲み過ぎでがんになるわけではない

肝臓がんの原因となる肝炎ウイルスには数種類あるが、日本では肝細胞がんの約60%近くはC型肝炎ウイルス（HCV）の持続感染、約15%がB型肝炎ウイルス（HBV）である。肝炎ウイルスを持っていない人からは、ほとんどがんが発生しないため、肝細胞がんは肝炎ウイルスの有無を調べることが「予防」の入り口になる。

現在、厚生労働省からの通知により、多くの自治体で肝炎ウイルスの検査は無料でおこなわれている。**C型肝炎は陽性の場合、慢性肝炎を起こしていることが多いので、インターフェロンや抗ウイルス剤などで治療をおこなう。**最近はインターフェロンを使わずに内服薬のみの治療もある。C型肝炎ウイルスは予防するワクチンがない。慢性肝炎や肝硬変と診断された人は定期的に経過観察(超音波検査、血液検査など)をおこなう必要がある。

無料の検査を利用してリスク回避できる

B型肝炎の場合は、ウイルスに感染しても様子を見ながら慢性肝炎化しないようにすれば、がんになる可能性は低い。だが、最近は一見、肝臓が炎症を起こしていないようでも、ウイルスの潜伏だけで肝がんを引き起こす例もある。抗がん剤治療のように免疫を抑制する治療で肝炎が悪化し、劇症肝炎になって命に関わることもあるから油断できないという。

B型肝炎が慢性化するおもな原因は母子感染だが、ワクチン接種、免疫強化による出産時の感染予防がおこなわれるようになってから、慢性B型肝炎患者は激減した。

部位別がんの死亡数の推移

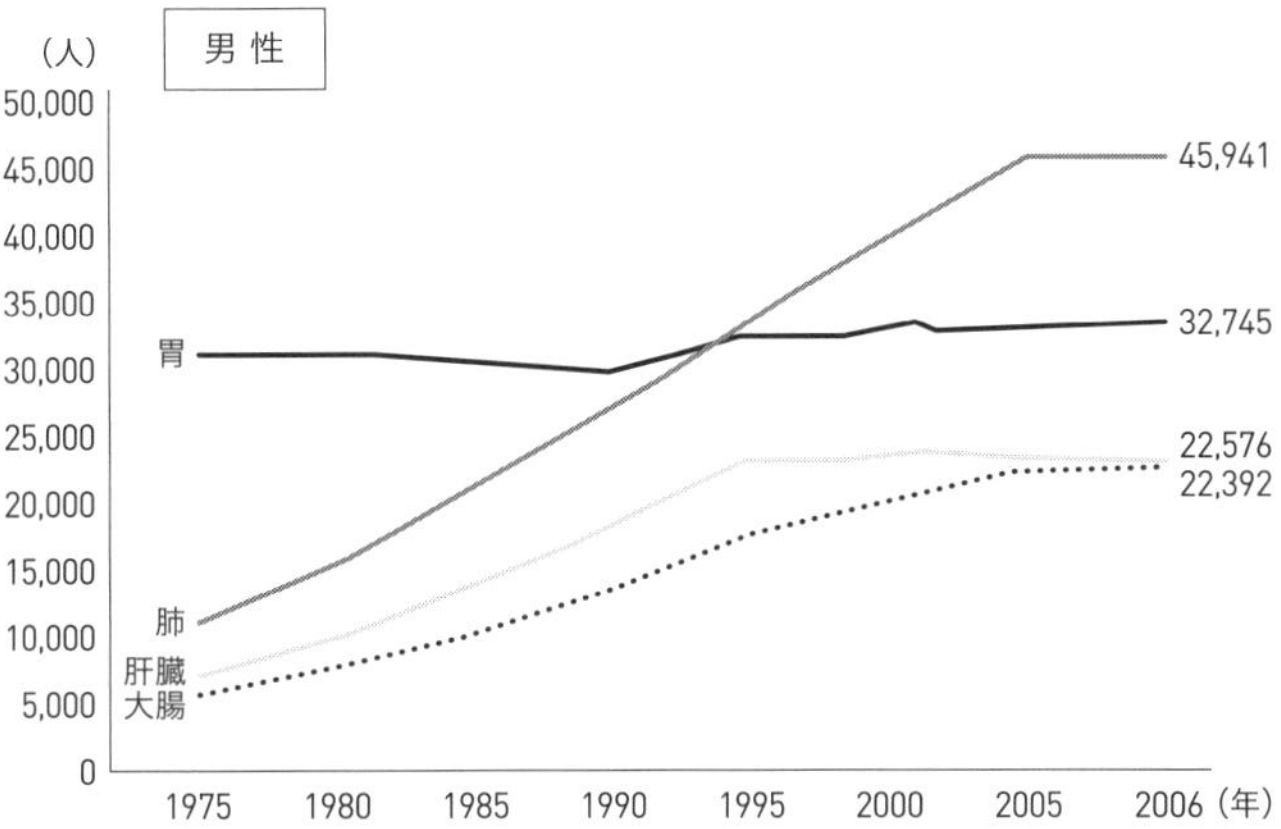

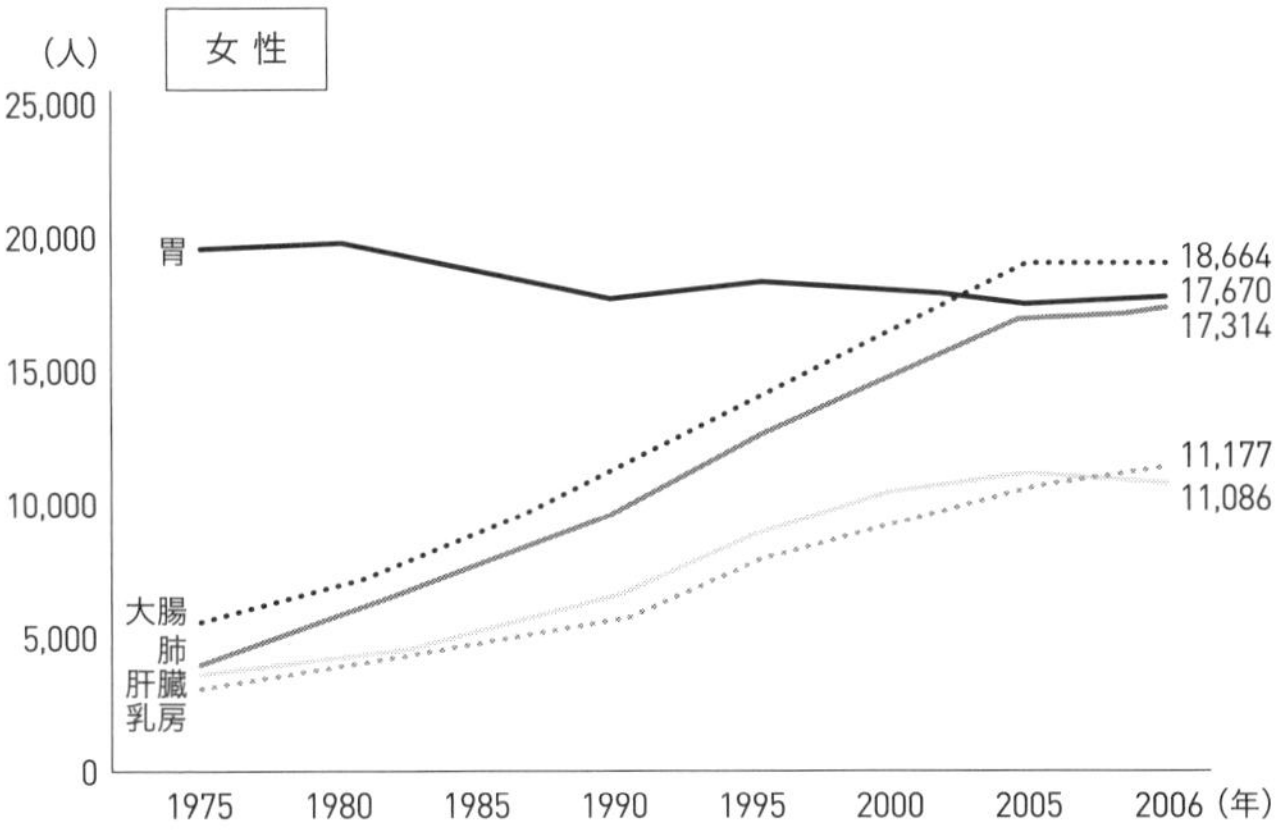

出典：国立がん研究センターHPより

しかし、性交渉によって感染するリスクがあるので、子宮頸がんと同様、教育現場でも知識として知らされるべきだ。

日本人は肝炎ウイルスの保有率が高いが、国によるウイルス検査の無料化、抗ウイルス剤のインターフェロンに医療助成がおこなわれた結果、現在は2000年をピークに肝臓がんの死亡率は下がっている。

ほかのがんの死亡率が上がっているか横ばいの中で、肝細胞がんのみが死亡率が減少していることは国の対策が功を奏した結果といえる。

しかし最近は、欧米からの急性肝炎ウイルスが増えている。日本のB型肝炎より急性化しやすく、性交渉によって感染するので注意が必要だ。

若い人の死亡リスクが高い子宮頸がん

子宮頸がんも、**ヒトパピローマウイルス（HPV）**が原因のがんとしてよく知られている。**成人女性の50%以上が感染**しているといわれている。

子宮がんには、子宮頸がんと子宮体がんの2種類がある。

子宮頸がんは、子宮の入り口の子宮頸部とよばれる部分から発生する。早期に発見すれば比較的治療しやすく予後のよいがんだが、進行すると治療が難しい。

子宮頸がんの発生年齢は、1985年には60代~70代が最多だったが、2005年には30代~40代が最多になって低年齢層化が進んでいる。日本では毎年約3800人が亡くなっている（人口動態統計2014年）。

年齢別にみると、子宮頸がんの罹患率は、20歳代後半から40歳前後まで高くなった後、横ばいになる。**近年、罹患率、死亡率ともに若年層で増加傾向にある問題のがんだ。**

つまり結婚、出産、子育て世代に発がんするわけで、本人はもちろん、子供や夫、家族に大きな影響が及んでしまう。


パピローマウイルスは、100種類以上があり、そのうち30~40種類が性的接触によって感染する。さらに約15種類が発がん性を持っていて、子宮頸がんを発症させることがわかっている。とくに16型・18型の検出される割合が多く、世界的にはこの2つの型のパピローマウイルスが、約70%の子宮頸がんから検出されている。

感染した発がん性のあるパピローマウイルスは、微小な傷から子宮頸部の上皮細胞の基底層に侵入する。パピローマウイルスに感染してもその90%以上が2年以内に自然に排出され、がんには進展しない。感染=発がんではないことは知っておく必要がある。

多くの人が性交渉で一度は感染

また、性行為をおこなったことのある女性の50%~80%は生涯に一度はパピローマウイルスに感染するという。通常の生活をしている女性に起こりえるもので、特別なことではないという点もしっかり抑えておく必要がある。

予防の第一としては、中高生に性交渉によって発症するリスクがあると伝えること。パピローマウイルスだけではなく、B型肝炎ウイルスやHIVなどさまざまな感染リスクを適切に知ることが重要だ。

そのつぎにワクチン接種がある。ワクチン接種だけがクローズアップされるが、感染経路を正しく伝えることも重要だ。

子宮頸がんのワクチンには、16型と18型の感染を予防する2価ワクチンと、尖圭コンジローマ（パピローマウイルス感染でできるイボ）の原因となる6型、11型の感染予防効果を加えた4価ワクチンの2種類がある。しかし、もう感染している人への発がん抑制効果はない。

ワクチンの普及率が低かったとしても、子宮頸がんでむだ死にしないためには、検診が重要である。

いまのところ保険適用外の検診だが、厚生労働省は20歳以上の女性に対して2年に1度の子宮頸がん検診を推奨している。

また、一部の検診機関では子宮頸がん検診の際、パピローマウイルスの検査をおこない、リスクの高い型の感染があれば毎年の検診を推奨するなどの対策も始めている。問題はやはり受診率だ。多数の自治体が費用の一部あるいは全額を補助している。にもかかわらず、日本の受診率は23・7％と低い。アメリカでは82・6％もの受診率があり、フランスでは74・9％もの受診率（OECD資料　2006年）がある。

ゼロリスク信仰とワクチン接種

しかし、ここにきて子宮頸がんワクチンの副反応による被害が深刻化し、訴訟が起きているため、ワクチン普及は停滞している。しかし、ワクチンとはそもそも健康な人に接種すればかならずリスクがともなう。問題はワクチンが良いか悪いかではなく、日本人に最も適したワクチンは何であるか、どのような副作用がどの程度起こるのか。起こった場合の対応はどうするのか、具体的な対策を想定しておくことだろう。

一方で、ワクチンを接種しないことによって将来がんになる人のリスクも過小評価してはいけない。どうしたら副反応への対策ができるのか、できたのか。医療界は徹底的に追求し、国は推奨しないというあやふやな対応ではなく、課題を明らかにした上で対策をするべきである。同時に国際的には安全性にコンセンサスが得られているワクチンの普及を止めるべきではないと思う。

子宮頸がんワクチン接種の推奨年齢は、小学6年生〜高校1年生相当である。中学

1年生になったら初回接種を受け、1〜2か月の間隔をあけて2回目、初回接種の6か後に3回目を接種する。

アメリカではさまざまな予防接種は、そのリスクを鑑み、副作用があれば因果関係が証明されなくても救済されるシステムがある。そのため、ワクチン接種率が高まり、公衆衛生レベルは飛躍的に向上した。

日本ではこのような問題が起こった場合、責任の所在を明らかにできず、対策が棚上げにされる事例が多い。科学的に検証し、次の対策を求める冷静な国民の目がないと、胃がんのピロリ菌対策が諸外国に比べて遅れているように、子宮頸がん予防も対策が遅れ、若くして命を落とす人が増えてしまうのではないかと思う。

難しいことだが、過剰なリスクヘッジは必ずしも功を奏さない。

喫煙による肺がん、COPDは自己責任

「リスク」を考えるということでいうと、WHOが認めているがんの原因で最もはっきりリスクが確定しているものは、喫煙である。**肺がんで死亡した男性の70%は喫煙**

が原因だ。そのほかにも多くのがんにも影響するといわれている。

喫煙と肺がんの関係は、１９５０年代まではまだ認められていなかった。肺がんが油断ならないのは生存率が低いということである。

タバコに含まれるおもな有害物質は、タールとニコチンだ。タールは発がん性物質であり、摂取し続ければがんのリスクが高まる。

一方ニコチンには発がん性はないものの、依存性があり、タバコをやめられない原因とされているほか、神経系に有害で動脈硬化などのリスクを高める。

電子タバコ普及はリスク軽減の施策

僕は、**現実的には電子タバコを積極導入すべきだと思う。**

従来の紙巻タバコに比べ、煙が出ないため副流煙の問題は解決できる。水蒸気しか出ないから、臭いによる周囲への迷惑も抑えられる。タバコのタールによる肺がんの罹患率も下げられる。

ところが、この電子タバコを規制するべきか、自治体などで検討されているという。

僕の考えではタバコの全面禁止は、正規のルート外の販売を招き、地下組織の財源になる。もちろんニコチンなしのフレーバーだけを吸うタイプのタバコは禁止する必要はないだろう。日本ではタバコの葉由来のニコチン以外は、薬事法の対象になるので普及が阻まれている。電子タバコには含まれていない。

おそらく、いまよりもっと手軽に吸える電子タバコがこれからどんどんリリースされ、確実に手軽になる。健康への害が少なくなり他人に迷惑もかけず、火災の原因にもならないとすれば、規制する理由はあまりない。

だが、タバコを憎む勢力は反対運動を感情的に発動すると予想される。

僕はいわゆる紙巻きタバコは吸わないが、たまに水タバコや葉巻をたしなむことはある。行き過ぎた規制はさらなる規制を生み、タバコのつぎは禁酒運動などにもつながりかねない。

ニコチン依存は、なかなか治療が難しい。そちらはそちらで、保険適用による治療法がある。

僕は、タバコを吸わなければいいけど、我慢できない人のために、リスクを比較するならば、電子タバコを普及させるほうがマシなのではないかと思っている。

近年喫煙は、慢性閉塞性肺疾患(COPD)の原因としても問題視されている。かつては、慢性気管支炎や肺気腫と呼ばれてきた病気の総称だが、WHOの試算では、2005年には世界中で年間300万人がCOPDで命を落としたとされており、死亡原因の第4位に上昇した。

COPDを放っておくと、肺胞がどんどん破壊され、呼吸困難のために日常生活に支障が出て、酸素ボンベをいつも持っている必要が出たり、寝たきりの状態になることもある。重症化した場合、「陸上でおぼれるようなつらさが続く」と表現される。最終的には餓死してしまうこともあるというから恐ろしい。

禁煙は肺がんはもちろん、COPDや心臓病、脳梗塞などの予防のためにも重要である。分煙はある程度の効果はあるのかもしれないが、副流煙の問題は解決しない。喫煙すると数時間は呼気に副流煙が含まれ、衣服などにも付着しているという。

僕は禁酒法のような偏った対策にならないよう、禁煙ができない人には電子タバコもやむを得ないという考えだが、吸わないのに越したことはない。

このようにリスクが明らかなものは予防によるリスクヘッジに注力すればいいわけだが、多くの場合、医療にはメリットとデメリットの比較、リスクを正しく評価してジャッジしなければならない場面がある。各々が医療リテラシーを向上させていくことが必要だ。

リスクを判断する医療リテラシーを高めろ

一般の人がきちんとしたリテラシーにもとづいてリスクを判断するには、各学会が出している「ガイドライン」を参照するのがいい。

ガイドラインとは、さまざまな病気ごとにその分野の専門家が集まって作成した、いわば羅針盤で、現場の診断や治療の方向性を決めるためのもとになるものだ。現在はどの学会でも、エビエンスに従った評価がたしかな論文、研究のスタイルが前向きかどうか、バイアスがかかっていないか、など規定の方針が作られているから信用度が高い。何かを調べる際に、海外の論文まで精査するのは無理だが、それぞれのホームページで学会のガイドラインを参照するくらいならば簡単にできるだろう。

そうはいってもガイドライン作成にも、まだ課題があるらしい。最近では、日本も国際的な基準に合わせて作っているものの、海外との圧倒的な差は、ガイドライン作成にかけるコスト（予算も人材も）だという。

予防医療と同様、学会が発表するガイドラインは多くの国民の健康に影響する問題であり、国は総力を挙げて進めるべきだと思うが、まだまだその対策は不十分だ。

3章

むだ死にしたくなければ、「忙しい」を言い訳にするな。

「忙しい」で健康診断を受けないのは怠慢だ。

僕だって時間を作って年に1回は人間ドックを受けている。23歳の頃から毎年必ず受診していて、2006年に検察の強制捜査が入った直後という慌ただしいときでもちゃんと受けていた。定期的に身体のデータをとって自分の健康状態を把握する。たったこれだけのことだが、自分にとっては大事な健康法だ。

多忙や不摂生でむだ死にしない技術

2010年に実施された厚生労働省の国民生活基礎調査によると、日本のがん検診受診率は、胃がん・肺がん・大腸がんにおいて男性の平均が約30%、女性は乳がん・子宮がん検診を含めた5つのがんについて約24%となっている。ただ、この報告は実際の受診率よりも20%近く高いといわれている。国民生活基礎調査は、「サンプリング調査」といって全例ではなく一部の人に対しておこなう自記式（対面式ではなく自分で読んで記載する）のため、正確なデータではない。

内閣府による「がん対策に関する世論調査」（2009年9月）によれば、**がん検**

わが国のがん検診受診率

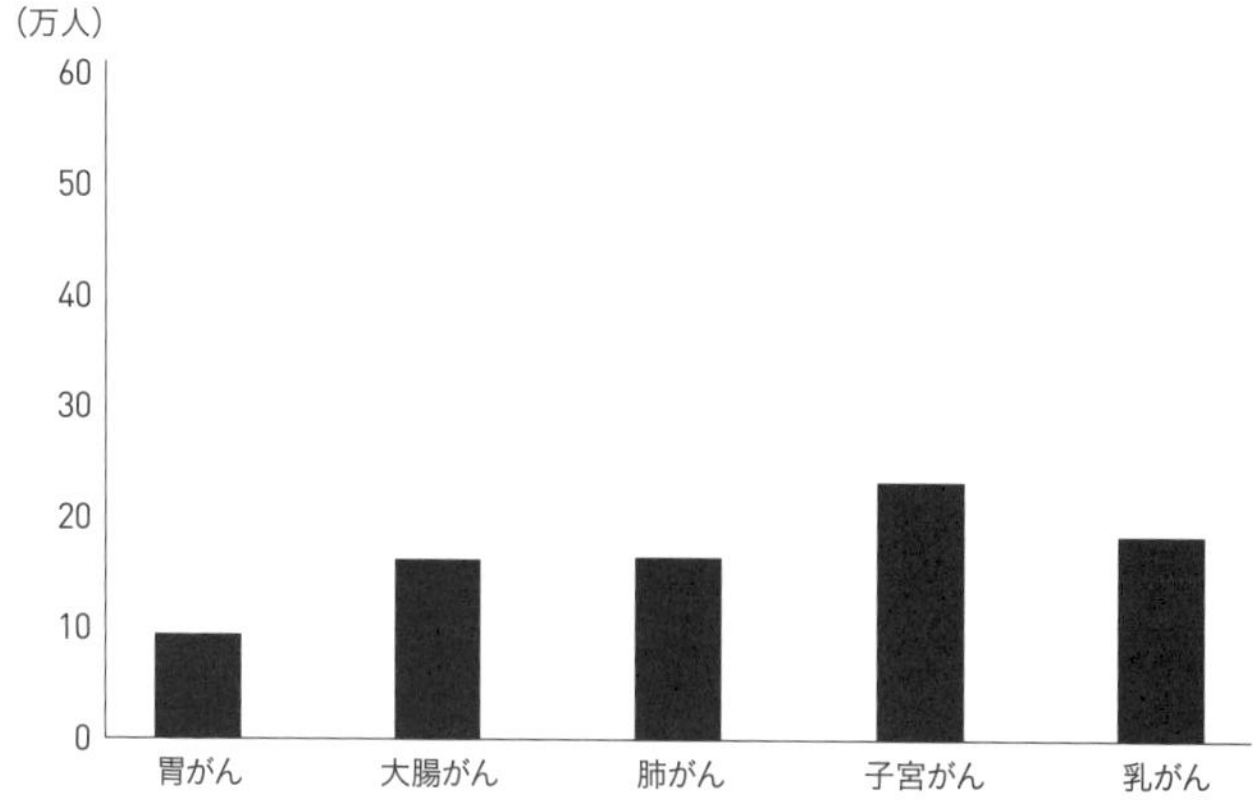

人口10万人対：厚生労働省2010年度地域保険・健康増進事業報告

診に行かない人の理由の第1位は「たまたま受けてない」が28・1%だそうだ。 ほかに「面倒だから」16・5%、「時間がなかったから」16・5%だそうだ（「2年以上前に受診」「いままで受けたことがない」と回答した人を対象に複数回答）。

いま日本で国が推奨している検診は、5種類。肺がん、胃がん、大腸がん、子宮頸がん、乳がん。それ以外のがん検診は実費負担になっている。

どこまでやるかにもよるが、本気で将来のがんのリスクから逃れたければ、遺伝子診断からやったほうがいいという話もある。遺伝的にがん抑制遺伝子が極端に不足しているケースがまれにあるからだ。

僕も遺伝子診断は受けている。父と母から1つずつ受け継いだ2つのがん抑制遺伝子の両方が働かなくなるとがんになる確率が高くなるそうだが、僕はいまのところ遺伝子検査でそうした指摘を受けたことはない。遺伝子的にはがんのリスクは少ないという結果だったが、こうやってつねに最新のがん予防策をチェックすることも必要だ。その他、CT、MRI、エコー、さらに内視鏡検査や便潜血検査を定期的に受けることで、がんの早期発見を心がけている。

症状がないから検診に行かないのは間違い

早期発見・早期治療により、治療が可能ながんも多いなか、日本はがんの検診率の低さが目立つ。たとえば、2007年の国民生活基礎調査によると、大腸がんならアメリカは52・1%の受診率だが、日本は24・9%だ。

検診とは本来、症状が出ていないからこそ行くべきだ。たとえば、便秘で血便が出ているというのはすでに大腸がんの症状で、胃のあたりや背中が痛いというのは胃がんや膵臓がんの症状かもしれない。このように症状が出てからでは進行した場合が多く、それからでは検診を受ける意味はない。

人間ドック以外の検診では多くの場合、受診してから結果が送付されるまで数週間を要するため対応が遅れる危険もある。症状があるときは病院を受診して速やかに適切な検査を受けることが重要だ。

まずは健康なときこそ**定期的ながん検診で現状を把握し、病気リスクを分析すること**。心疾患や脳疾患も画像診断などである程度事前にリスクの有無は把握できるはずだ。

その上で、高リスクなら年に複数回検査を受けるべきだし、**低リスクでも人間ドックなどを年に1回は受けたい**。

健康保険制度に甘やかされている

予防に検診が重要である〝がん〟としては、大腸がんが挙げられるだろう。

日米のがん死亡率の比較

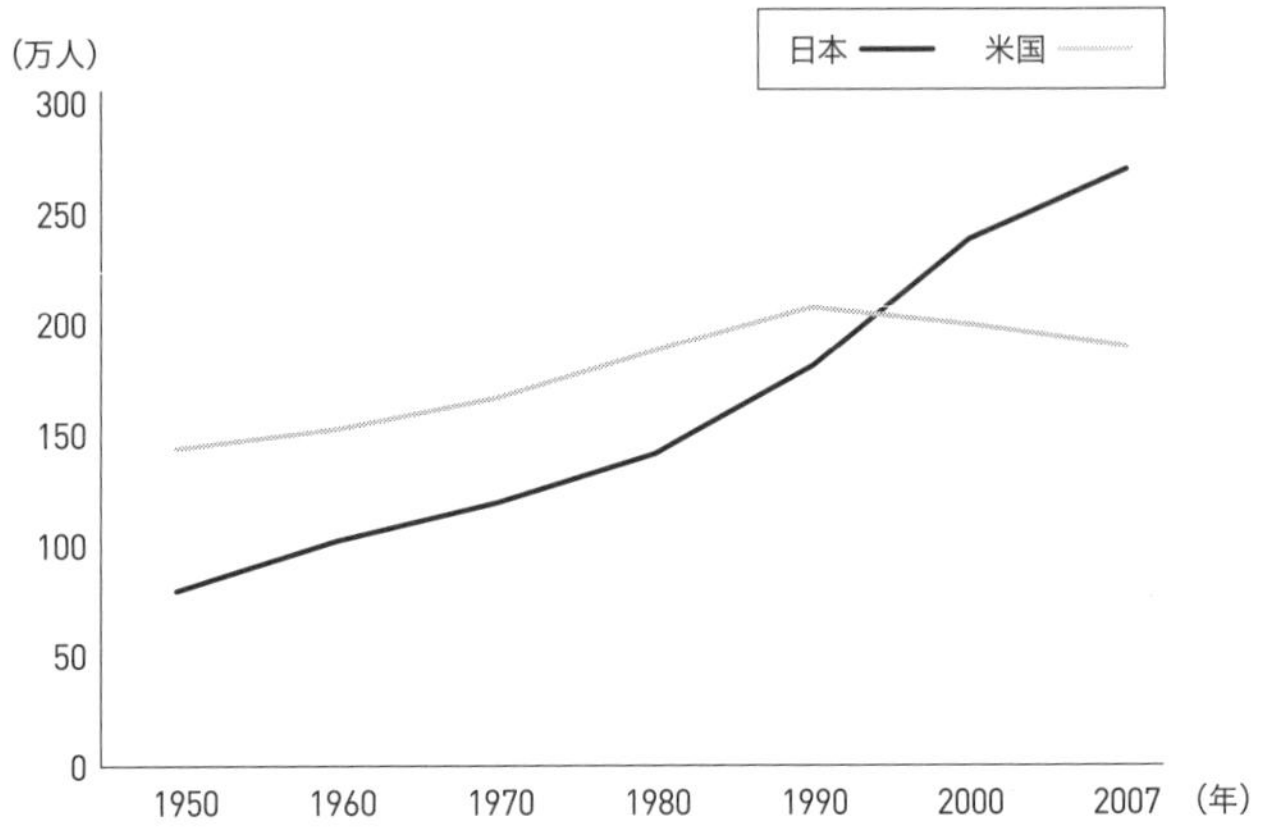

人口10万人対:厚生労働省/人口動態統計、米国商務省調査

日本人は欧米型の食生活になったこともあって、大腸がんになる人が増えている。しかしアメリカは逆に減った。その理由のひとつは、アメリカの健康保険制度である。

前述したが、アメリカは日本のように国民皆保険制度ではない。国民は民間の保険会社を利用する。保険会社は加入者が病気になると大金を支払わないといけない。そのため、「2年に1回大腸の内視鏡検査をしたら保険料が安くなる」など定期的に予防医療を受けると得になるプランを用意した。

すると当然検査する人が増え、大腸がん予防のための内視鏡検査は普及し、大腸がんの死亡者が減ったという。保険会社は金儲けのためにやっているが、結果的にがんが減り、みんながハッピーになっている。これは、もちろん大腸がんのほかにも早期発見で治るがんには有効な手立てだ。

かたや日本は30年前の10倍に増え、人口が4倍もいるアメリカの大腸がん死亡数を超えて年間5万人もが大腸がんで亡くなっている。

日本でも検診を受けると保険料が安くなるような、金銭的なインセンティブをつけるプランを保険会社が作り、健康保険組合と組むのはひとつのソリューションだと思う。日本が予防医療に予算をかけられないのは健康保険組合同士の連携がきちんと取れてないことも大きい。国民ががんになると安くない治療費や通院費がかかる。

繰り返しいうが、病気の予防を本気で考えるなら、やはり健康保険組合をすべて民営化すべきだと僕は思う。民間企業なら市場原理が働く。国や地方自治体など市場原理に関係ない人たちが健康保険を運営しているから、そこまで真剣に考えないのではないだろうか。

あるいは韓国のように国で一括し、国の対策としっかり結びつけておこなうべきであろう。

極端な話、日本では突然がんの治療費を2倍にしても許されたりする。患者は一部しか負担していないし、もちろん医師も損をするわけではない。治療費が上がったぶんは、**結局、国民の税金で賄われる。でも、あまり「払っている感覚」を持っていないんじゃないだろうか。**

もちろん、医療費を減らそうと頑張っている役人や医師はいるが、「減らしたら特別ボーナスが出る」とかはないだろうから、どれだけ真剣になれるのか疑問だ。まさに、そこが構造的な欠陥だと思う。僕はこれから、予防医療普及協会の活動としても、それを変える仕組みを作りたいと考えている。

病院の外来診療よりスマホで遠隔診療？

2015年、厚生労働省が、通知の解釈によって遠隔診療を推進する方向に舵を切った。これまでは、離島や僻地など遠隔診療でないと事実上診療が困難な地域に限られていると考えられていたが、普遍的に遠隔診療をおこなってもいいと解釈された。

これによっていままでよりも手軽に医師の診断を受けることができるようになり、関連のテクノロジーの開発も進み、病気の予防や早期診断も推進されると思う。

スマホ診療が事実上解禁になれば、やがて外来診療は現在の7割くらいに減るかもしれない。医師会には反対する向きがあるかもしれないが、僕としては歓迎すべきことだと思う。

医療費の削減にもつながるし、実際、コンピュータによる問診で9割の病気は診断できるところまできている。そこに血液検査や画像診断も取り入れると、さらに数%診断率が上がる。僻地での医療だけでなく、このような**遠隔診断が普及すれば、医療費の削減、病気の予防と早期治療にかなり役立つことになるだろう。**

もう「忙しいから検診に行けない」「面倒くさい」という言い訳は通用しなくなる。

むだな待ち時間は情報共有で解消しろ

医療費負担の増大は社会的問題であるが、その大きな理由のひとつは、**患者の知識**

不足により、大病院に行きさえすれば高度で最高の医療が受けられると思っているところだろう。そのため大きな病院は慢性的に混雑している。

まずはかかりつけ医のところに行って病気の診断をしてもらう、さらにそれをバックアップするセカンドオピニオンの仕組みが整備されることが望まれる。

事実、大病院の不便さは僕も実感したことがある。以前、腎臓結石になったとき、決まったクリニックから某大学病院を紹介され、いろいろな検査を受けなければならなかった。

大学病院は、めちゃくちゃ混んでいて、予約して行っても平気で待たされるし、各所をまわって検診を受けるとまる1日かかる。普段通っているクリニックでもCT検査ができるんだから、そのデータを大学病院に送ればいいじゃないか、と思うが情報共有がなされていない。そういう不満を抱えている人はいっぱいいるのではないかと思う。

100円でがん診断、予防は金の問題じゃなくなる

このように、大病院の不便さを解消する施策となるかはまだ未知数だが、検査や検診時間を大幅に短縮する技術が開発されている。

たとえば日立製作所は、**がんを1回100円というコストで発見できる検査技術**の実用化を、九州大学とともに目指しているという。がん患者の尿に反応する体長1ミリメートルほどの線虫を応用し、初期がんを見つけるというのだ。その装置を2018年にも発売するという。ただ、がんの種類は特定できず、その後の検査が必要だが、圧倒的に低コストで早期がんの発見につながると思われる。

さらに、国立がん研究センター、東レ、日本医療研究開発機構など約20の企業・研究機構が、手軽に実施できる「次世代がん診断システム」の共同開発プロジェクトを2014年に立ち上げている。

健康診断の際にコレステロール値や血糖値を調べるために採血をするが、そこで余った血液を使い、**胃や肝臓など13種類のがんを早期に発見するシステム**を作るという。

現在も血液中の物質に反応する「腫瘍マーカー」で40種類ほどのがんが識別可能ではあるが、早期のがんには反応しにくく、ほとんどが進行がんを識別する程度になっているそうだ。最先端の遺伝子研究をもとに進められているプロジェクトで、成功すれば世界初になる。

検診さえサボらなければ死なずにすむ

がん検査のやり方は、どんどん新しくなっている。

たとえば以前は腫瘍マーカーの検査が一般的だったが、最近は「マイクロRNA」や「エクソソーム」による検診が導入され、短時間で少ない血液でがんの診断が可能になりつつある。

マイクロRNAとは、がん検査の有力な指標になるといわれているRNA（リボ核酸）の一種である。本来、DNAの遺伝子情報をメッセンジャーRNAが写し取って（転写）、アミノ酸（タンパク質の材料）を作る（翻訳）。マイクロRNAはこの写し取る作業はしないが、転写後に影響を与える。

ところが、体内の細胞ががん化すると、ある特定のマイクロRNAの作用量が変化するため、膵臓がんなど見つけにくいがんの早期発見に有効だという。もし検診でがんの疑いがあったら超音波検査などで丹念にチェックする必要があるし、多い人は四半期ごとにこのような検診を受けてもいい。

あたりまえだが、がんは早く発見すればするほど、生存率が上がる。胃がんはステージⅠで見つかれば5年生存率は97・8％、ステージⅡになると66・7％、ステージⅢでは半分以下の49・1％まで落ち込む。

胃がんや大腸がんは内視鏡検査さえ受ければ、早期がんやがんに発展する前の段階で発見できるため、内視鏡手術での切除も可能になっている。

少し進んでも外科手術で治せる段階で発見すればいい。検診で発見されたがんは、症状で発見されたがんよりも予後が良いことはすでに証明されている。

ネットで医師のカウンセリングを受ければいい

さらに、医療系ベンチャー企業のG－TAC株式会社では、遺伝情報（ゲノム）を活用した医療業界の構造変革を目指している。約2万人の医師ネットワークを活用したゲノム医療のプラットフォームだ。

たとえば、消化器がんの遺伝子検査「マイクロアレイ血液検査」というものがある。採血のみで遺伝子物質を抽出し、胃がん、大腸がん、膵臓がん、胆道がんなどの有無を判定する検査だ。

検査を受けても、**忙しくて検査結果をききにいけない人は、ネット上で医師のカウンセリングを受けることもできる。**

医療というネットによる効率化が進んでいない領域で重宝されている。このように最新の研究により実用化された検査技術をサービスに反映していくような医療ビジネスが、今後盛んになっていくと思う。

4章

むだ死にしたくなければ、歯医者に行け。

僕は、数年前から家を持たず、日本でも海外でもホテルに住まうノマド生活をしている。持ち物は少ないが、電動歯ブラシとデンタルフロスや歯間ブラシ、洗口液はつねに携帯している。就寝中は専用の薬液を塗ったマウスピースを装着し、ホワイトニングをする。なぜ、これだけ歯を大切にするのか。それは、歯のケアは全身の疾病の「予防」の根幹にかかわるからである。

歯周病でむだ死にしない技術

現在、**日本人成人の8割が歯周病**にかかっていて、もはや国民病だといわれている。にもかかわらず、治療する習慣がないばかりか、歯周病がどういう病気なのか知られていない。

歯周病の具体的な症状としては、歯茎が腫れ気味になり、食事や歯磨きのときに出血したり、歯に違和感や疼痛が出たり、口臭が気になるなどがある。

これだけなら単なる口腔内の不具合だが、歯周病はれっきとした感染症だ。たとえるならインフルエンザに似たようなものだが、インフルエンザはウイルスを撃退すれ

歯の断面図

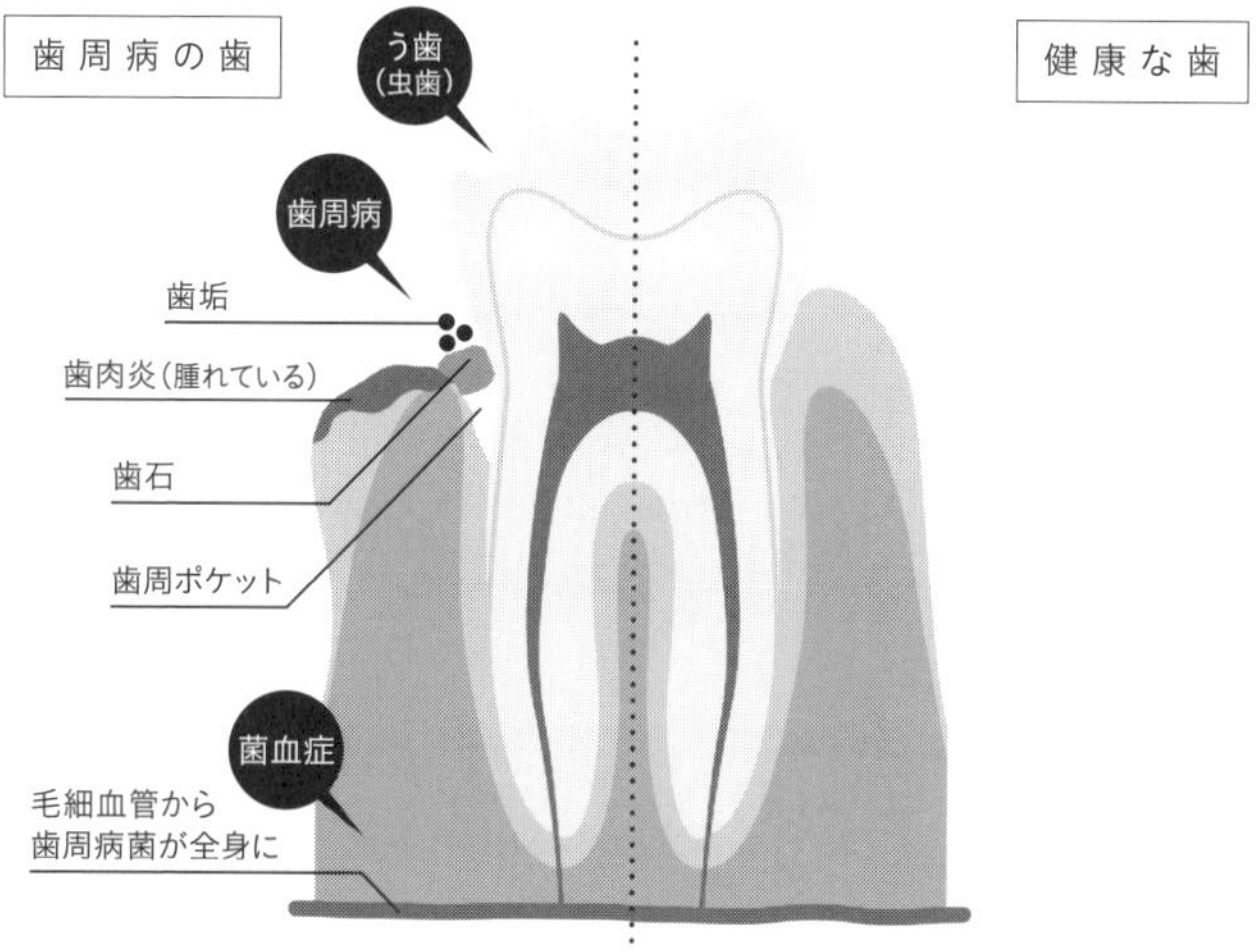

ばいずれ治る。しかし、**歯周病は治療しない限りずっと病み続ける。**

自然治癒はせず、放置すれば歯を失うところまで悪化する。「歯が抜けたら入れ歯にすればいい」と開き直っていると、全身に菌がまわり、糖尿病、心疾患、脳血管疾患といった深刻な疾病につながる可能性がある。

最低でも年に2回は歯を診てもらえ

食後、歯を磨かなかったり、磨き方がよくなかったりすると、食べかすが残る。とくに歯と歯の境目や、歯と歯茎の境目、あるいは奥歯の奥などはブラシが届きにくい。磨き残しに糖質などがくっつくと、歯垢（プラーク）となり、その中でさまざまな菌が繁殖をはじめる。

この歯垢に食べ物に含まれているカルシウムやリン酸などが反応すると、石灰化し、ねばねばだった歯垢は硬い歯石になってしまう。

歯と歯茎の境目には歯肉溝という隙間がある。歯とそのまわり、**歯周組織が健康ならその深さは2ミリ程度まで。**だが、境目に歯垢が溜まると、その中に棲む菌の活動やその生成物に反応して炎症を起こすことがある。いわゆる歯肉炎だ。

歯肉炎が悪化するにつれ、歯肉溝は深くなり、**深さが4ミリに達すると歯肉溝は「歯周ポケット」と呼ばれ、「歯周病」と診断される。**

専門医ならここで歯垢を採取して、すぐその場で顕微鏡を使い、菌の有無を調べてくれる。これは比較的リーズナブルな価格の検査で、クリニックにもよるが大体5000～10000円ぐらいでやってくれるところが多い。

口の中にどんな菌がいるのか、もっと詳しく知りたい人向けには、一部のクリニックでは採取した唾液を専門の検査機関に提出し、分析してもらえる。こちらは外部機関への委託になるため少々高く、45000～50000円ぐらいが相場だそうだ。

歯周病の原因となる菌は何種類もある。検査の結果、悪玉菌が見つかれば除菌治療が始まる。軽度～中等度の歯周病なら、スケーラーという鋭利な専用器具で歯周ポケット内の歯垢、歯石をかき出す。重度だと一度の掃除では済まず、場合によっては麻酔をして外科手術となることもある。この場合、**歯茎を歯からいったん引きはがし、患部を徹底的にきれいにしてから歯茎を元に戻すケースもあるという。**

このクリーニング効果を確実なものにするために、除菌治療後は殺菌効果の高い洗口液を使ったうがいでホームケアをすすめるクリニックも増えつつある。とくに最近では、**「パーフェクトペリオ」**という機能水が効果が高くすすめられている。歯磨き後10秒間うがいをするだけで、歯周ポケット内の細菌も99・9%除菌できるという。

歯磨きだけで予防は無理という事実

歯周病菌は基本的に酸素を嫌い、歯周ポケットの奥深くに潜む。極細毛の歯ブラシでも歯周ポケットの底までは届かず、歯磨きで歯周病菌をかき出すことは不可能だ。だから、**とくに不具合がなかったとしても年に2回は歯科医に総チェックをしてもらう**と同時に、歯垢や歯石は除去してもらうべきだ。定期的なクリーニングで歯垢や歯石をとったうえで、日々のケアをしっかりおこなえば、少なくとも歯肉溝の上の細菌叢は減り、歯肉溝の中の細菌叢もいくぶんよくなるらしい。

アメリカでは子どもたちが食事を終えると、かならずデンタルフロスで、マウスケアをさせるそうだ。**「フロスorダイ（死）」**というぐらい、デンタルフロスは当たり前になっている。

デンタルケア先進国のスウェーデンやフィンランドでは3か月に一度、オランダでも6か月に一度の歯石除去を無料で全国民が受けることができる代わりに、それを怠って虫歯になったら全額自費負担になるという。これは歯周病の予防に大いに役立つ上、国の医療費を抑制する効果もあるはずだ。日本でも取り入れたらいいと思う。

ピロリ菌は口の中にもいる！

胃がんの章で説明したピロリ菌は、口内で見つかることもあるらしい。胃の除菌を確実なものにするためにも、まず入口を叩くべきだ。

最新の海外の研究によると、精密な調査をおこなったところ、人間の体は約37兆2000億個の細胞でできている（かつては60兆個といわれていた）。

これに対し、人間の体に棲みついている、「常在菌」は約100兆個。僕ら自身の細胞より菌の方が断然多い。そのうち**約100億個、約700種類もの菌が口の中にいる**といわれている。ちなみに、腸内細菌の総数は口腔内細菌の総数よりも、さらにひとケタ多い。

人の健康を大きく左右する腸内細菌は善玉菌と悪玉菌、そして、そのときどきで優勢な側に加勢する、どっちつかずの日和見菌のバランスで決まる。これと同じことが口腔中でも起きているということが分かってきた。いままで虫歯ができたことがない人も、一度専門医のチェックを受けてみるといい。虫歯菌は悪玉菌だが、それがまったくいない代わりに歯周病菌をはじめ、もっと悪質な細菌がはびこっているかもしれない。

放置すれば全身に菌がまわる感染症

歯周ポケットができている人の中には、ものを噛むときに歯がぐらつく人がいる。歯周病菌が潰瘍をもたらし、歯肉の状態を悪くするし、歯を支える土台にあたる歯根膜がダメになってしまうからだ。

腫れた歯周ポケットの中には歯肉溝滲出液という液体が流れ出すそうだが、歯周病菌はこれが大好きで、エサとして繁殖し続ける。そして、この状態を放置し、悪化させると、ついにある日ぽろりと歯が抜ける。

それだけではない。ぐらぐらの歯で噛むたびに、歯周ポケット内の歯周病菌は歯茎の毛細血管から体内に侵入し、血流に乗って全身を駆け回る。これが全身に大きな悪影響を及ぼす。

本来はそんな有害細菌が血中に現れたら、白血球が即座に撃退してくれるはずだが、手におえないほど大量の歯周病菌が出れば、全身に散らばることも考えられる。

歯周病菌の細胞壁はリポ多糖という物質だそうだが、これが体内に入るとたとえば、血管の内皮に炎症を起こす。フィンランドで発表された研究では、**脳内動脈瘤破裂を起こした患者の患部から、歯周病菌や各種口腔内細菌が見つかった**というから恐ろしい。**心筋梗塞を起こした患者の冠動脈内に生じた血栓からも、歯周病菌が出てきた**という報告がある。

糖尿病を治したければ歯周病から治せ

内科の医師にいわせると、**糖尿病患者には歯周病で口臭の強い人が多い**という。最近は、糖尿病の患者に歯周病の治療をすすめる専門医が増えている。同時進行で歯周病の治療をおこなうと、血糖値の管理がぐんとやりやすくなるそうなのだ。不思議だが、この現代を代表する二大疾患は深く関係している。

歯周病菌の細胞壁、リポ多糖が体内で慢性炎症を引き起こすと、インスリン抵抗性が高まることが分かってきたのだ。

インスリンは、主として食事をきっかけに膵臓のランゲルハンス島から分泌されるホルモンだ。これが分泌されると、余剰エネルギーを貯蔵する細胞に信号となって伝わり、食事から吸収し、血中を流れて行く糖質や脂質を細胞が取り込んでくれる。だから、食事で上昇した血糖値が下がり、落ち着いていく。普通の人はこれを食事のたびに繰り返しているわけだ。

慢性炎症のせいでインスリン抵抗性を生じると、インスリンの分泌量が少なくなったり、効きが悪くなったりする。すると、処理し損ねた糖質や脂質などがいつまでも血中を漂うから、上がった血糖値が下がらない。この状態が糖尿病だ。

また、歯周病菌による慢性炎症が続くと脳卒中、がん、急性心筋梗塞を起こしやすくなるという報告がある。

糖質過多の食事はデブにも歯にも悪い

歯周病菌は酸素を嫌い、深い歯周ポケットの底で歯肉溝滲出液をエサに繁殖するが、歯周病菌の好物はもう一つある。それは糖だ。とはいえ、糖を含む食物を口にしても、歯ブラシの極細毛さえ届かない細い溝に、そのままでは入れない。

しかし口の中には唾液が豊富に存在し、その中にはアミラーゼという消化酵素がある。こいつは分子の大きな多糖であるデンプン（米とか芋とかの主成分）を小さな二糖のマルトース（麦芽糖）などに替える。こうなると歯周ポケットの底に流れ込めるようになる。

唾液の中にある消化酵素は、このアミラーゼだけだから、タンパク質や脂質は分解されないまま食道から胃腸へ流れて行く。糖質を分解する消化酵素だけが口の中にあったばかりに、歯周病菌に加勢する結果となってしまっている。

とくに日本人は食事の柱が糖質である人は多い。これは肥満を募らせるだけでなく、歯周病菌を養うことにもなっている。

3DSという最新の切り札

歯周ポケットの奥深くまでスケーラーでクリーニングするのは専門医でも非常に困

難らしい。ミクロレベルで残留する可能性は否定できない。そこで、ここに対し、人体には無害だが殺菌力のあるジェル状の薬液を持続的に接触させて、歯周病菌を一網打尽で退治する治療法がある。

それが**3DS（Dental Drug Delivery System）**だ。これを実施しているクリニックに行くと、患者の歯型を採取して、オーダーメードのマウスピースを作ってくれる。でき上がるまでに少し日数を要するが、このマウスピースの内側に薬液を塗る。クリーニング後、約1時間このマウスピースをくわえておけば、より確実に歯周病菌が一掃できる。

これを自宅で毎日行うよう指導するクリニックもあるが、定期検診でまた状態が悪化していたら、そのときに3DSで除菌という緩やかなアプローチもある。クリニックにもよるが、この治療は5万円ぐらいから受けられるそうだ。

一時、歯周病の治療には抗生剤の内服薬による治療もおこなわれていたが、歯石の中に潜む歯周病菌には有効成分が届かず、投薬治療が終わると再度増殖してしまううえに、菌に薬剤耐性が生じる可能性も否定できなかったため、いまでは廃れてしまったそうだ。これからは3DSを取り入れるクリニックが増えるだろう。

口呼吸をやめて鼻呼吸にしろ

普段から歯周病予防をおこなう方法がひとつある。**「鼻呼吸」**である。

口で呼吸する癖がついていると、就寝中も口呼吸をしてしまう。誰でも一度や二度は経験しているだろうが、これをやると気づいたときには口も喉もからからになって、非常に不快なものだ。このとき、唾液の循環が極度に悪くなって、唾液に含まれる殺菌成分が口腔内に行き渡りにくくなる。そうでなくても就寝中の唾液分泌量は日中よりも少ないものだ。口呼吸をすると、歯周病菌にとっては絶好の環境になり、大増殖するらしい。

逆に、**きちんと鼻呼吸で眠れば、就寝中も唾液は循環し、そうそう菌は増えることができなくなる。**これは少々荒療治だが、就寝時に口に絆創膏を貼って寝るといいそうだ。絆創膏睡眠を続けると、鼻呼吸が癖になっていき、歯周病も少しは軽くなるはずだという。

歯科医によれば、一昔前に比べればいまの若い人たちは健康についてバランス感覚が優れている印象だという。それでも1日に3回歯磨きする人はまれで、患者の1割くらいの感触らしい。面倒でも最低限、就寝前にはテレビでも見ながらかならず歯磨きをして、この絆創膏睡眠を試してみてほしい。

歯に時間と金を使えば長生きできる

海外出張から戻るたびに痛感するのは、**日本人には歯並びの悪い人が多い**ということだ。それには、歯列矯正が高額であることも影響しているだろう。

海外では最近、自宅で歯列矯正できるキット「Straight Teeth Direct」というアプリができたそうだ。簡単な質問項目に答えてから、カメラで正面、左右など5通りの口内写真を撮って送信する。

すると、専門家によってデータが分析され、診断して、歯列矯正の予算と期間の見積もりが出る。歯並びによっては対応できない場合もあるというが、問題がなければカスタムメイドの矯正用マウスピースが自宅に届けられるという。

支払いは、治療にかかる期間によって変動する仕組みだ。ユーザー側で希望する期間を選択し、それに見合った金額を支払う。長期になるほど金額は増すが、歯科医院に通うより、コストははるかに安くなる。

これからはこのアプリのように、あるいは3Dプリンターの技術を応用したりして、もっと手軽に歯並びが整えられる技術も開発されるだろう。

こうして**予防を訴える僕も、20代は歯磨きすらしない時期もあった。**そのせいで歯の奥に膿がたまる歯根嚢胞という病気になって歯医者に行ったら、歯のケアがいかに重要か、いかに僕の歯の手入れがダメかを、美人歯科医にこっぴどく叱られた。思えば、あれが予防に目覚めた原体験かもしれない。

人間は、怠惰だからやはりある程度痛い目にあうか、強制でもされないかぎり、真剣に物事を考えない。幼稚園や小学校の授業から「予防」を教育することも必要だが、やはり欧米のように条例や法律で予防を怠ったらペナルティを課す、など考えるべきだと思う。

5章

むだ死にしたくなければ、QOLを意識しろ。

ここでは先手を打ってやっておくとQOLが格段に上がる、視力矯正手術をすすめたい。

僕はもともと近視で、0・1〜0・15くらいだった。

2011年にレーシックを受けて、現在も左右とも1・5の視力を維持している。その後に収監されることになるのを予測して手術したわけではなかったが、裸眼で過ごせて何かとハードな刑務所生活に役立った。

仕事も生活もどんよりしてむだ死にしない技術

レーシック手術を受ける人は最近、減少傾向にある。ピークは2008年で、この年だけでも全国45万症例ほどあったそうだ。その後、とあるクリニックが医療スキル以前の衛生面で問題を起こしてしまい、メディアによるバッシングを招いてしまった。いまでは最盛期の10分の1以下に落ち込んでいるという。

僕からいえば、レーシックは信頼できる技術をもった医師に頼めば何の問題もない。**コンタクトレンズを20、30年と使い続けるくらいなら、圧倒的にコストパフォー**

マンスがいい。スポーツやトレーニング時も快適だし、やってよかった、人生が変わった「予防」のひとつだと思っている。

レーシックは、コンピュータと連動したレーザー光線で角膜を削り、角膜の屈折異常を治すことによって視力を回復させる手術である。点眼麻酔が効いてきたら、まずマイクロケラトームという器具かレーザーで角膜の表面を切開し、フラップという小さな蓋を設ける。

これを開いて下の角膜にレーザーを照射する。この間、わずかに数十秒。作業が終わればフラップを元の位置に戻す。縫合はしない。戻すだけで自然に癒着するから手術時間は両眼で10分程度とかなり短い。

レーザーとはいえ眼にメスを入れるわけだから、多くの人は不安や恐怖を抱く。しかし実際に映像を受信するのは眼の奥の網膜だから、眼の構造を考えれば万一、手術が思うようにいかなかったとしても、失明することはない。最悪、狙ったほどの視力に達しないぐらいのものだから、僕には一切不安はなかった。実際、検査の様子をツイートし、手術中の動画はyoutubeにアップした。

近視の進行が落ち着く**20代前半ぐらいで手術を受けておけば、老眼のはじまる40代**

までは眼鏡もコンタクトレンズもいらない。現在は、**両眼で15～40万円**、ざっといっ

て数年前の半額で施術できるようになっているそうだ。

レーシックがあってる人、あわない人

しかし、なかにはレーシック手術に適さない人もいる。

角膜が薄い人だ。角膜はそもそも薄い部分だが、そこをレーザーで削って屈折異常を治すには、一定の厚みが必要だ。生まれつき角膜の薄い人というのが一定数いて、この人たちにはレーシックはリスクが大きいため、適用にならないのだ。

また、視力が0・2～0・4ぐらいの軽度の近視の人なら、100%近くの人が裸眼で生活できるようになるが、0・02～0・04ぐらいの**強度の近視の人は、目標の視力に達するが、まれに0・7～0・8程度に視力が戻ってしまうこともある**（後々、再手術をすることで再び目標の視力にすることができる）。

もともとドライアイを抱えている人にも適さないことがある。軽いものも入れると、レーシック手術を受けた多くの人が術後3か月から半年ぐらいの期間、一時的に

レーシックのメカニズムと角膜の構造

角膜は5層からなる非常に強靭な組織。再生能力が高く、新陳代謝も活発である。レーシックは角膜の上層部に薄く切れ目を入れてめくり、その下にレーザーを照射して、角膜の形を整える手術。

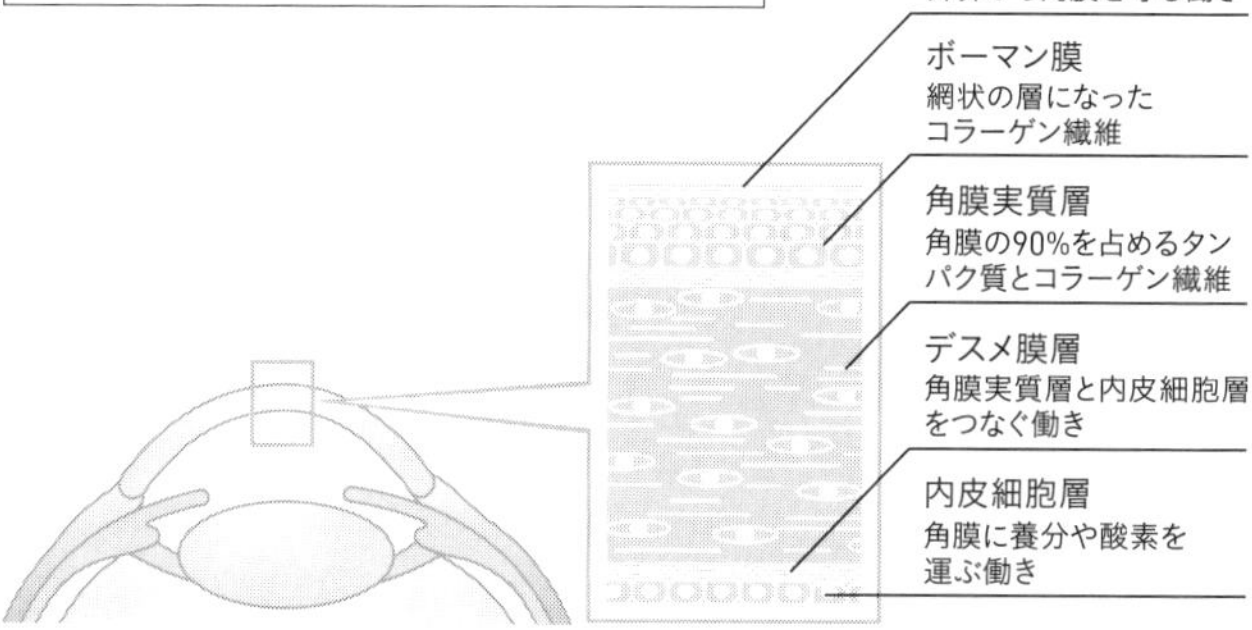

出典：神戸神奈川アイクリニック資料より作成

ドライアイになる。目薬を点眼すれば問題はないのだが、最初からドライアイだった人は、一時的に状態が思わしくなくなることがあるらしい。

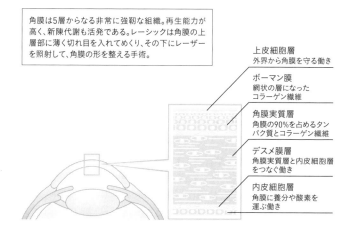

人生を変える最新の視力矯正法ICLとは

いまレーシックに次ぐ最新の技術として、ぜひ知ってもらいたいのが**「ICL」**だ。

ICLの正式名称はインプランタブル・コラマー・レンズ。インプランタブルとは移植できるという意味。

歯科医療で行われるインプラントを思い出してもらえばイメージできるだろう。コラマーというのはレンズの素材名で、専門的にはHEMA（水酸化エチルメタクリレート）とコラーゲンを含む親水性の高い物質だそうだ。

これは生体適合性が高く、眼内に入れても異物として認識されにくい素材だ。ソフトで長年にわたって透明な状態をキープでき、**メンテナンスも一切不要。要するに眼の中にコンタクトレンズを入れっぱなしにして使うようなものだ。**

米国ではFDA（アメリカ食品医薬品局）が2005年に認可し、厚労省も2010年には高度管理医療機器として承認済みで、安全性も保障されている。

レーシックが角膜を削るのに対し、ICLはレンズの度数の選択次第で狙った度数

手術方法<ICL>

レーシックは角膜の中を削るのに対し、ICLは眼内に折りたたみ式のレンズを設置する方法。
そのため、切開創は約3mmと非常に小さく、傷口を縫う必要もない。

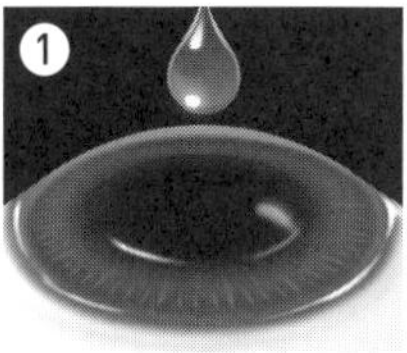

目薬タイプの麻酔を点滴し、レンズを挿入する入口を作るために角膜を切開する。

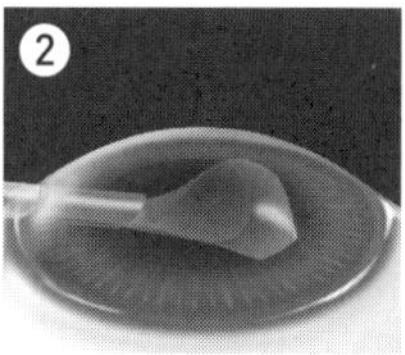

切開した部分から折りたたんだレンズを挿入。レンズは目の中でゆっくりと自然に広がり、固定される。

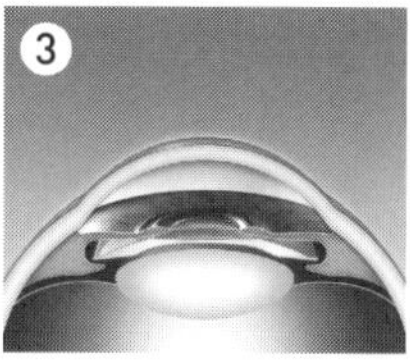

レンズは虹彩と水晶体の間に固定される。レンズは虹彩の後ろ側にあるので、外から見ても肉眼ではわからない。

出典：神戸神奈川アイクリニック資料より作成

に仕上げられる。角膜の厚さがレーシックに足りなかった人も施術できるし、強度の近視の人も見えるようになる。

米軍の兵士は国の予算で手術する

ICLの仕組みを簡単に説明したい。人の眼は角膜の下に虹彩（黒目の部分）があり、その下にレンズである水晶体が納まっている。ICLでは点眼麻酔の効いている角膜を約3ミリ切開する。これはほんの小さな傷口を残すだけだから、縫合は不要で自然治癒する。

小さく折りたたんだコラマーのレンズを、この切開した部分から挿入し、虹彩と水晶体の間に置くと（後房型レンズ）、レンズは自然とゆっくり広がって固定される。縫合などは不要で、いったん眼の中で落ち着いたら飛んでも跳ねてもずれたりはしないし、万が一ボールなどが眼に当たっても問題ない。

コラマーは非常にソフトな素材で、水晶体を傷つけることはないからだ。ちなみに将来、何らかの理由で取り出したくなったら、抜去したり交換したりもできる。可逆的な手術という意味でも安全性はきわめて高いといえるだろう。

米軍では国の予算で視力に問題のある兵士に、ICLの手術を提供しているという。

日本の技術力が活かされた最新のレンズ

欧米ではICLのほうが、レーシックより歴史が古い。白内障の治療法として1980年代から試験的におこなわれてきた。すでに確立された術式で、時代とともに改良も進んでいる。

いままでICLの手術を受けると、まれに（全手術のうち2～3％）術後、白内障や緑内障を発症する人がいたそうだ。というのも、角膜と水晶体の間には房水という涙に似た液体が循環しているのだが、ここにICLを入れると循環が少しだけ低下する。それを避けるため、いままでは虹彩に微細な切開孔を事前に開け、循環を改善してきた。最新のICLではレンズ中央と左右に直径0・36ミリの穴が開いている。ここから房水が角膜に向かって淀みなく流れ、角膜に栄養や酸素を届けられる仕組みだ。もう虹彩に孔をあける必要もない。手術後のトラブルも解決できたそうだ。また、穴を開けてもレンズの強度、視機能・視力にはまったく影響がないという。

ホールICL（穴あきICL）というこの技術を確立したのは北里大学の元教授、清

ホールICL（穴あきICL）レンズ

レンズ中央に0.36mmの微細な穴が空いているため、眼内の水の流れ（房水動態）がより自然に近い状態になる。従来のICLレンズより手術後の緑内障（眼圧上昇）や白内障のリスク軽減が期待できる。

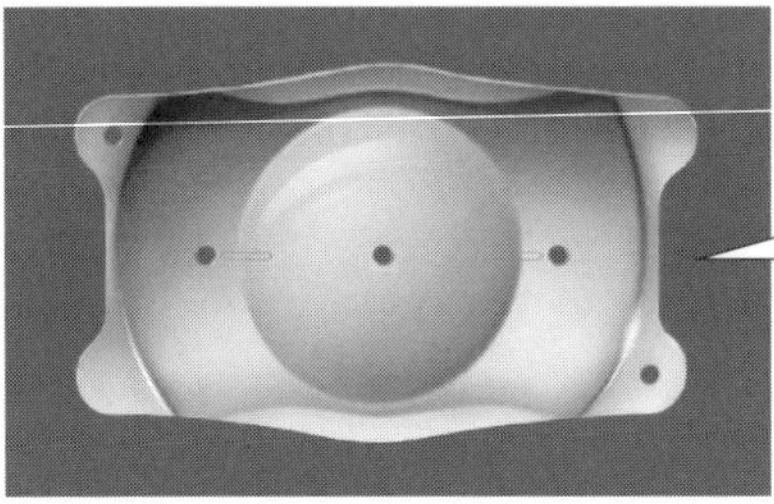

アメリカ・STAAR SURGICAL社製
［厚生労働省認可］［ヨーロッパ・CEマーク取得］

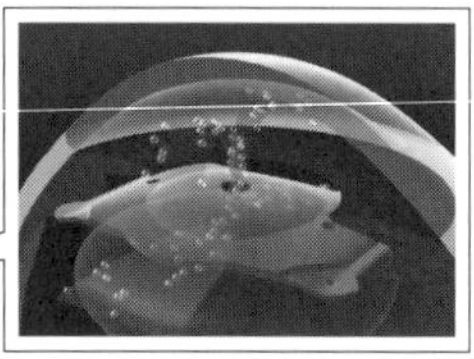

眼内の水の流れ（イメージ）

出典：神戸神奈川アイクリニック資料より作成

水公也先生だそうだ。いまヨーロッパではICL手術のうち約6割がホールICLで、日本発のこの技術が世界に広まりつつある。

治療費だが、**両目で68万円、乱視矯正付きだと78万円**だそうだ。かつてのレーシックくらいの値段だが、この数年でますます普及していく技術だと思う。

コンタクト歴が長い人は内皮細胞を検査しろ

　レーシックが適用にならない人でもICLはほぼ可能だが、残念ながらこの検査でたまにNGの場合がある。それはコンタクト、とくにソフトレンズを長年にわたり使い続け、**「角膜内皮細胞」**（115ページの図を参照）がぼろぼろになってしまっている場合だ。

　昨今、ソフトレンズの設計技術や素材は進歩しているとはいえ、どんなに酸素透過率の高いレンズを選んだとしても、角膜に届く酸素は確実に減る。角膜上を滑り動き続けるハードレンズなら少しはましだが、貼り付いて動かないソフトレンズだと涙の出入りは期待薄だ。

　この状態を長年、毎日長時間にわたって続けると、眼にはある変化が起きる。角膜は最も外側の角膜上皮を始めとする5層からなる組織だが、一番内側にある角膜内皮は角膜全体に酸素や栄養を循環させるポンプ機能を持っているという。**コンタクトレンズを使い続けると、この角膜内皮細胞が減ってしまう。**

20～30年も使用するうちに20～30％も減る人がざらにいるという。しかも、**内皮細胞は増殖しない。再生する方法もない。**進行すると手術によるリスクが高いため、レーシックもICLも適用外となる。

いまはまだ視力回復手術の予定がない人も、コンタクトレンズを長く使ってきたなら、一度眼科医の検査・診断を受けるべきだ。コンタクトレンズは長年使い続けるものではなく、あくまで短期間・短時間にとどめて、最終的には眼鏡か視力回復手術を選ぶべきだ。

レーシックもICLも手術時間は非常に短く、日帰りだ。術後は夜間、光源を見詰めると光がにじんだり、まぶしく感じることがあるが、ICLはこれがレーシックよりずっと少ないという。

老眼も白内障も簡単な手術で治療が可能になった

「予防」にちなんで、40代を迎えれば遅かれ早かれ誰もがなる老眼の話もしておきたい。人間は遠くや近くを見る際に、水晶体の厚みを変えることでピントを合わせている。加齢により水晶体が硬くなってこれが困難になった眼が老眼だ。

老眼は40代になるとはじまり、この頃からそろそろ白内障を発症する人が現れ、80代になるとほぼ全員が罹患する。眼の水晶体が白濁し、視界が悪くなる疾患だ。

白内障は単に加齢から罹患することもあれば、紫外線・放射線、薬の副作用やアレルギー性疾患が引き金になることもあるそうだ。初期なら服薬で進行を遅らせることもできるが、最終的には手術以外に解決法はない。

白内障の手術では点眼麻酔を施し、角膜のほんの一部を切開して、そこから専用の器具を水晶体に差し込む。器具が発生させる超音波で水晶体の内部の細胞を乳化し(砕き)、バキュームで取り出す。空いた場所に直径6ミリぐらいで適切な度数の眼内レンズを挿入したら終わり。縫合も不要だ。この間、せいぜい10分程度で、日帰りが可能だ。

眼の中に老眼鏡を仕込める!

ＩＣＬでは、まだ柔軟性のある水晶体を生かして水晶体の前にレンズを置くため、水晶体によって遠近の調整ができる。しかし、白内障の手術では弾力を失った水晶体を削り、中にレンズを置く。そのため、「単焦点」のレンズか「多焦点」のレンズかを選ぶ必要が出てくる。

単焦点レンズは、ピントが合うのは一点だけで、遠くに合わせると手元を見るときには老眼鏡が必要となる。健康保険が適用されるので費用は5〜10万円ぐらいでおさまる。

多焦点レンズは、いわゆる遠近両用の老眼用メガネやコンタクトレンズと同じである。レンズの表面を絶妙に設計し、ピントの合う場所を増やしてある。だから窓の外の景色も、机上のパソコンも、手元で操作するスマホもよく見える。だが健康保険適用外なので費用は50万円以上になる。

40代以降で老眼が始まると、遅かれ早かれ白内障になるから、**先に白内障の手術を受けて、多焦点レンズを入れる人もいると聞く。これをやっておくと、老眼と白内障、両方が予防できる。**

白内障は診断が下ってすぐに手術する医師は案外少ない。初期の段階だと症状が軽く、日常生活は普通に送れるからだ。それが次第に進行し、不便や危険を伴うようになるころに手術と向きあう患者が多い。

診断から手術まで数か月、長い人だと1年以上もの時間、軽い不便・不愉快を抱えて暮らすことになる。手術以外に治癒の見込みがないのに、モラトリアムな時間を過ごすのはもったいない。さっさと症状を取り除き、ストレスなく見える生活にシフトすべきだ。

死ぬまで視力1・5を保てる時代がやってくる?

いまや**日本では高校生の半数以上が近視**だという。これは本当に国家的損失だ。近視は早い子どもだと小学校に上がるころから出現し、学年を追うごとに増えていく。この段階からコンタクトレンズを付けさせる親もいるが、眼鏡に頼るケースが多いだろう。

子どもを持つ人に伝えておきたいのが、**オルソケラトロジー**という治療法だ。ギリシア語でオルソは矯正、ケラトは角膜、ロジーは療法といったような意味だそうだ。専用のハードレンズを夜間の就寝中に装着しておくと、角膜のカーブに〝クセ〟がついて、起床後レンズを外すと眼鏡もコンタクトもなしで日中を過ごせるというものだ。ただし、時間が経つうちに次第にカーブは元に戻るので、夜にまた装着する。使用をやめれば本来の自分の眼に戻るから安心ともいえる。アメリカでは30年以上前から研究・使用され、世界各国でも安全性と効果は確認され、広く使われている技術だ。

近視が進行する成長期はオルソケラトロジーで裸眼を維持して、度の進行が止まる20代でレーシックやＩＣＬを受ける。50代で老眼がはじまる頃には遠近療法の多焦点レンズを入れる。たとえ近視になっても、このような対策を組み合わせれば、**生涯にわたって裸眼で過ごすことも可能になる。**

人間が受け取る全情報の80％以上は、視覚からだといわれている。レーシックもＩＣＬも、日常生活における眼についてのストレスから解放してくれる。よく見えることで、行動も精神面にもよい影響を及ぼし、仕事のパフォーマンスも上がるはずだ。

終章

これからの生存戦略と医療

平均寿命と健康寿命というものがある。

たとえば男性は平均寿命が79・55歳、健康寿命が71・19歳。つまり、9・02年は何かしらの病気を抱えて生きることになる。女性の場合はもう少し長くて、平均寿命が86・30歳、健康寿命が74・21歳、12・40年、通院しながら生活することになる。いかに健康寿命を延ばすかが大事で、自分自身のためでもあるし、国の医療費削減のためにもなる。

病気を抱えずに長生きする技術

いま日本の1年間の医療費は約40兆円。どんどん伸びている。高齢化のために日本全体で上がっているが、都道府県でもかなりの差がある。

1人あたりの老人医療費の都道府県別データをみると、長野県は最小で約61万円、福岡県が最大で約92万円。同じ日本でも1・5倍ほどの差がある。日本全体が長野県になればいい。

福岡県の医療費が多い理由は、過剰に医療がおこなわれている可能性など、その他

平均寿命と健康寿命の差

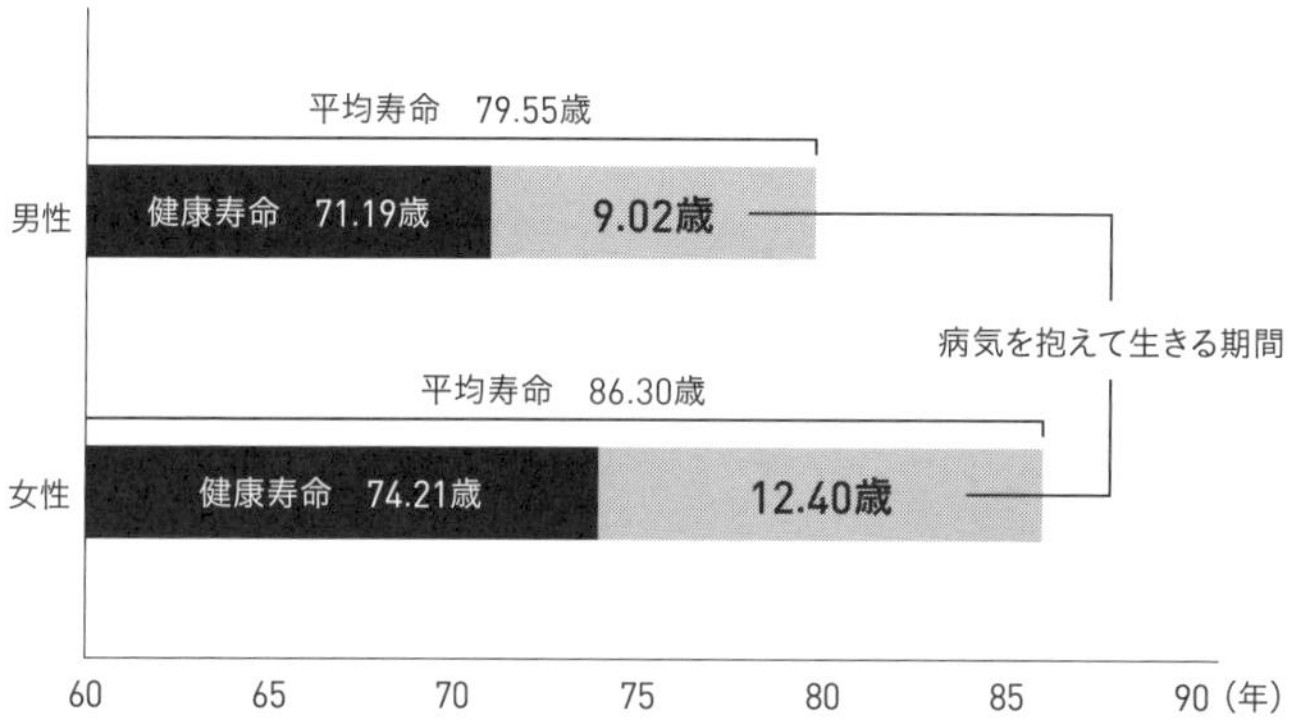

出典：厚生労働省（平成25年簡易生命表、人口動態統計、国民生活基礎調査より算出）

いろいろある。**長野県は医療費だけでなくて、平均寿命が全国でいちばん高い。**男性は80・88歳、女性は87・18歳（2013年調査）。なぜかというと、かつて佐久総合病院の若月俊一先生という方が、長野じゅうに予防医療活動をした。

長野では保健師さんが多く、高齢者への予防医療普及が発達している。長生きできるし、医療費も安い。医師と連携した保健師さんたちが生活習慣やそれぞれの病歴に応じ、地道な啓蒙をおこなった結果だ。これがいまの日本の理想型だといわれている。

予防医療にはナショナルデータベースがほしい

いまはそれぞれの病院にそれぞれの患者のカルテがある。マイナンバー制度がうまくいくのかどうか分からないが、それを契機にクラウドに自分のカルテの履歴や画像診断の情報を全部アップして解析できたら、がんなどの病気にかかるリスクがだいたいわかっていいと思う。

肝機能の数値だったり、血中の尿酸値だったり血糖値だったり、そうしたものをずっとモニタリングすることで、自分が病気になったときや老化していったときに適切な治療方針が作れるはずだ。日本ではプライバシーや倫理の問題があって、なかなか進まないが、世界の流れは違っている。

たとえば、日本に近い国、**台湾の国民医療費は年間約23兆円**だそうだ（平成24年度の日本の医療費は約39兆円）。**台湾の人口は約２３００万人、日本の約5分の1なのに**である。

台湾ではいま、病院でもらった薬の履歴や検査結果などを集約して国が管理するナショナルデータベースができている。これで、予防効果を高めて、この医療費を安くしようというのだ。日本も早く作ったほうがいい。

検診には、集団の死亡率を低下させるためにおこなう「住民検診」や「職域検診」のような「対策型検診」と、人間ドックのように個人が健康であることを確かめるためにおこなう「任意型検診」がある。

現在、国が把握できているデータは、住民検診の受診率だけで職域検診や任意型検診の受診率は不明だ。国が限られた予算で何の病気にどんな対策をおこなうべきかを決めるには、正確なデータに基づくことが最低条件である。韓国も台湾も、多くの欧米諸国もできているのに日本ではデータが取れていない。これは速やかに対策すべきだ。

だが、厚生労働大臣にでもならないかぎり、なかなか難しいことだ。ピロリ菌検査の保険適用を認めてもらうにも、医師たちがロビー活動をして苦労したそうだ。やはり、一時的にでも医療費の大きな増加をともなうものに対しては支払い側や国（厚労省）は簡単に賛成できない。

そして、政治家を頼るのもひとつではあるが、政治家に群がっている人って、「世の中を本気で良くしよう」と思っているのではなくて、「自分の利権を確保しよう」という人も多かったりする。だから、僕は今回のクラウドファンディングのような形式で、世の中の側にまずは啓発し、支援者を募る。共感してくれる人たちとビジネスを起こして、最終的に制度面の改善に訴求していくのがいいのではないかと思っている。今後も予防医療普及協会と生命保険会社がタッグを組むなど、新たな医療ビジネスを構想している段階だ。

9割の病気が自分で診断できる

持病があって定期的な通院が強いられる人もいるかもしれないが、これからはその負担を軽減しようというサービスもできている。スマホのアプリの問診に答えれば、いまわかっている病気の90％くらいの病気が判定できるシステムもある。

医療界は医師それぞれが専門分化に特化している。自分の専門分野以外の知見が乏しい場合もあるという。もちろん基本的なことは分かっているだろうが、各分野の最新の研究結果をすべてインプットしている医師はまずいないだろう。

たとえば、脳外科や循環器内科で脳梗塞や心筋梗塞の予防に使われている抗血栓薬がある。血液をさらさらにする薬だ。この薬は、外科、整形外科や歯消化器内科、歯科など出血する処置、手術をおこなう科では処置前、治療前の1週間前後は薬を飲まないようにするガイドラインになっていた。しかし、抗血栓薬を飲まずに血栓症になるリスクを比較すれば、飲まないほうが危ない、ということが明らかになった。最近になって、やっと各学会が合同でガイドラインを作成したが、専門家が垣根を越えて議論される場はなかなかないらしい。

それならば、むしろ最新の研究結果をフォローしたシステムが自動的に診断を下したほうがいいという見方もある。将来的にはアプリでの診断に、血液検査やMRI、CT、エコーなどの画像診断を組み合わせれば99%に近い診断ができるという。**最新の知識の蓄積はパソコンに任せて、医師は人間にしかできない専門性に特化すればいい。**

先日、IBMが開発した人工知能システム「ワトソン」を「がん」の治療に役立てる試みが、アメリカとカナダで開始された。膨大な過去の医療データや論文をデータベースにもち、患者の医療データと照らし合わせ、もっとも適切な治療方針を提案するという。がんの診断までの時間を大幅に短縮される。ここまで高度なものでなくても、実用化されたイノベーションはすでに多数実在している。

血液検査などの機器は、小型化、低価格化が進んでいる。血糖値などの測定は採血しなくともできるようになる技術が開発されつつある。また、MRI、CT、エコーなどの機器も低価格化、普及が進んでいる。それらをウェブ上で必要な病院でシェアして使えるような仕組みも作られている。

画像診断もクラウドソーシングの流れができつつある。たとえば、初診はスマホ経由で診断をして、病名が確定すれば処方箋を出してもらって近くの薬局で薬をもらう。それが可能になれば病院の負担も軽減されるし、健康保険の費用増大問題にもよい影響を与える。

その分、医師は高度な医療や救急医療に特化し、それ以外は看護師や患者がセルフサービスするようにもなるだろう。

医師版の食べログみたいなものがあっていい

僕は、**「食べログ」の医師版**のようなものがあってもいいと思う。患者による医療の評価が、フェアに可視化される場があるといい。

そして医師たちには、専門領域をつねに勉強していって得意分野を磨くことに力を割いてもらいたい。医療ミスのニュースがあるたびにそう思う。そのためには、労働環境の改善や医師個人の負担を軽減するべきで、最新のテクノロジーを駆使していくことも大事だと思っている。

たとえば、手術ロボットの**「ダビンチ」**。1990年代にアメリカで開発されて、日本では2009年に医療機器としての認可を受けた。2012年に対象となった前立腺がん手術につづき、**2016年4月からは腎臓がんにも保険適用**対象になった。20倍にした3D画像を見ながら、医師が緻密な手術をおこなうわけだが、もっとこれが医療現場に取り入れられていけばいい。

アプリやウエアラブルで医療が受けられる

スマホは病気の予防にも役立つ。

つねに自分の身体数値をモニタリングしながら、病気にならない生活習慣を心がける仕掛けが、スマホでできないかと考えている。たとえば、ライフログアプリ「ウンログ」（http://unlog.me）は、毎日の排便を記録し病気を診断するアプリを提供していて、僕も使ってみたことがある。スマホは日常的に健康を管理するツールとして、利便性も合理性も優れている。とくに僕のように始終手放さない人間にとっては、スマホと「予防医療」は親和性が高い。

ただし、スマホやパソコンの操作がうまくできない人が、そのような新しいタイプの医療サービスを知る手助けをするようなプラットホームや仕組みを作る必要があるのかもしれない。病気の診断が手元で可能になれば、医療業界はもちろん、病気に対する考え方も変わってくるだろう。

僕は最終的に、**自分の病歴やカルテがスマホで一覧できるようなサービスができた**

らいいんじゃないかと思う。アプリやウエアラブルが勝手に自分の健康状態と照合してくれて、薬が自動的に自宅に届くような、そんなサービスが可能になるのではないかと考えている。

おわりに

もう早死にするわけにはいかない、僕の健康法。

ここまでいまの医療と病気の予防の現状を、100の文句を言って1をきいてもらうつもりで攻めていきたいと思って語ってきた。僕もこんな本を出したからには、早死にするわけにはいかない。

よりいっそう、病気の予防に邁進しなければならないところだが、実際、医療のことにかかわりはじめてから、「堀江さんはどんな健康法をやっているのか」と尋ねられる機会が増えた。だが、僕は健康について特別なことはしていない。

【実践している「健康法」と言えるもの】

① 歯は極力大事にしている

（2、3か月に1回は歯医者に行ってるし、デンタルケアは最善を尽くしている）

②食事は好きなもの、おいしいと思うものを食べている
(朝食はとらないことが多いが、おいしいもの＝体にいいものだと思っている)

③ストレスになることはやらない
(嫌なことがあったら寝てすぐに忘れる。ネガティブなことを考える暇を作らず働く)

④人間ドックは1年に1回は行く
(20代から、これはもう習慣になっている)

⑤睡眠時間はきちんととる
(最近の研究でも、睡眠は脳の老廃物を排出するためにも必要だとされている。僕は寝ないと頭が働かないので、できるかぎり睡眠時間は削らない方針である)

⑥本書で紹介したような検査、予防できるものはやっておく
(ピロリ菌検査、肝炎ウイルス検査、がん検診は受けている)

⑦生命保険には入らない
（死ぬことを考えるくらいなら、いますぐ病院で検査を受けるほうがいい）

⑧体型は維持する
（健康とはかならずしも関係ないが、ライザップに行った）

⑨レーシックは受けた
（むだな見えないストレスから解放されて、人生が変わった）

⑩定期的なランニング、トレーニングなど運動はしている
（僕のメルマガなどを読んでくれている人は知っているだろうが、けっこう走っている）

本当にこれくらいしかやっていない。
おそらくほとんどの人にとって、ある一定の年齢になり、老化や肉体の衰えを実感したり、病気の症状が出たりするまでは、「健康」とは空気のようなものだ。持っていて当然で、ありがたさなんていちいち感じる場面もない。
ところが自分や身近な人が病気になり、痛みや苦しみを味わって、「治療」を受ける立場になってはじめて、その価値に気がつく。それまでは、ただ与えられた生命力を湯水のように使っている。僕だって24時間、365日、健康のことを考えて生きてるわけではない。だが、「ただなんとなく生きている」感覚でいるのはもったいないと思うのだ。

この本では、予防医療普及協会の活動と、僕の興味関心のある医療トピックスを紹介した。まずは、胃がんにおけるピロリ菌除菌のように、誰でもいまから確実に実践できること、知っておいてもらいたい事実を伝えた。

・ウイルスや細菌によるがんが意外に多いという話
・とにかく、ピロリ菌は除菌しておいたほうがいいよ、ということ
・日本人は、本来予防できる病気でむだに死にすぎている現実
・がん検診は面倒くさがっている場合じゃないということ

・医療リテラシーを高めないと早死にするかもよ、ということ
・国民病である歯周病の恐ろしさ……
・視力矯正技術は人生が変わるからおすすめしたいこと
・「治療」より「予防」に金と時間を使うのが得策であること
・いまは、健康に意識の低い人はダサい、という時代であること……

これだけでもだいぶ、「むだ死に」防止策になると思うが、参考までに一般に言われているがん予防の原則も挙げてみよう。
公益財団法人がん研究振興財団が作成した、「がんを防ぐための新12か条」は次のとおりだ。

【がんを防ぐための新12か条】
・タバコを吸わない
・他人のタバコの煙をできるだけ避ける
・お酒はほどほどに

・バランスのとれた食生活を
・塩辛い食品は控えめに
・野菜や果物は不足にならないように
・適度に運動
・適切な体重維持
・ウイルスや細菌の感染予防と治療
・定期的ながん検診を
・身体の異常に気がついたら、すぐに受診を
・正しいがん情報でがんを知ることから

（資料：公益財団法人がん研究振興財団作成　２０１１年）

これらについて、僕は正直、生活習慣や食事に関して何かを言える立場ではない。食事をどうのこうの、というのはストレスをためることになるからあまりやりたくないと個人的には思っているし、どこまでどうやるかエビデンスが不確かなものも多い。医者ではない僕の立場から伝えたいのは、「健康法」ではなく、あくまでも「健康」

に対する考え方であって、医療リテラシーを上げることや「健康論」なのだ。

またしばしば「堀江さんは、何歳まで生きたいんですか?」と尋ねられることがある。そのたびに逆にききたいと思うが、そもそも「70歳になったら死のう」とか、「ここまで生きられたらもう満足」だとか、淡々と死期に向かって生きている人なんているんだろうか。愚問だ。僕にはそういうネガティブな発想はない。

あるいは、「ホリエモンは不老不死を目指しているのか?」というのもよくある質問だ。

べつに目指しているわけではないのだが、やがてそう遠くないうちに不老不死が技術的に実現する日がやってくる。そのとき世界はどうなるのか。人類はどこまでテクノロジーを追求してQOLを高めていけるのか、幸せになれるのか。

僕はその先の世界が見たいと思っている。

これまで、さまざまな分野の研究者や科学者、医師たちに話をきいてきた。再生医療や難病治療薬の開発……最先端の研究の前提には、つねに未来と希望があると思った。ある人は、iPS細胞で臓器再生の研究をしている途中で、ある人はナノカプセルでがん細胞を叩く薬を作っていた。

彼らを見るにつけ、やはり、人間というものは未来を信じ、テクノロジーを追求せずにはいられない存在だと実感する。

科学技術の礼讃に疑問を投げかける人もいるが、僕はパンドラの箱を一度開けたら、どこまでもその先を追求せずにはいられないのが人間なのだと思う。それこそが人間の本質であり、この世界にいまも人間が存在し続けている意味だとさえ思っている。

予防医療普及協会の取り組みは、まだはじまったばかりだ。

病気をまずは治療から予防へシフトすること。

そのために医療リテラシーを高めてもらうこと。

本書では、その目的の一端が果たせたのではないかと思う。

これからの取り組みのビジョンも固まりつつある。ピロリ菌検査の次は、大腸がん検診や歯周病予防普及にも取り組みたい。医療ビッグデータの解析や、保険会社との共同事業、クリニックを作りたいといったアイデアも出ている。まだまだ構想はたくさんある。テクノロジーの最先端をもっと広く伝えていきたいという思いもある。
この本を手に取ってくれた人たちが、僕たちの今後に関心を持ってくれたらとても嬉しい。

2016年9月
堀江貴文

参考文献

●『がんはどこまで防げるのか』（浅香正博／三省堂書店）
●『胃がんでいのちを落とさないために』（浅香正博／中央公論新社）
●『胃がんは「ピロリ菌除去」でなくせる』（浅香正博・秋野公造／潮出版社）
●『胃の病気とピロリ菌』（浅香正博／中公新書）
●『科学的根拠にもとづく最新がん予防法』（津金昌一郎／祥伝社新書）
●『がん保険のカラクリ』（岩瀬大輔／文春新書）
●『肝臓病の「常識」を疑え！』（高山忠利／講談社＋α新書）
●『肺が危ない！』（生島壮一郎／集英社新書）
●『遺伝子治療からはじまるオーダーメイドがん治療の時代』（加藤洋一／講談社＋α新書）
●『白米が健康寿命を縮める』（花田信弘／光文社新書）

＊本書は書き下ろしです。
記載した内容は、2016年9月までの取材をもとにしています。
なお、医療に関するはテキストは専門医に取材し、
監修を受けています。
＊病気の予防や診断、治療の方針など医療情報と制度は、
時事により変更になる可能性があります。

カバーデザイン
小口翔平（tobufune）

本文デザイン
上坊菜々子（tobufune）

編集協力
SNS media&consulting株式会社
株式会社メディシス

監修・取材協力
● 序章〜3章，終章
予防医療普及協会
鈴木英雄（筑波大学附属病院）
間部克裕（国立病院機構函館病院）
渡邊嘉行（医療社団法人和光会　総合川崎臨港病院）

● 4章
梶村幸市（ユアーズ デンタル クリニック 埼玉県三郷市）

● 5章
北澤世志博（神戸神奈川アイクリニック）

構成
廣松正浩（4章〜5章）　黒田創

写真
中島慶子（マガジンハウス）

カバー写真・衣装協力
株式会社PROFESSOR'S ROUND

堀江貴文（ほりえ・たかふみ）

1972年、福岡県八女市生まれ。実業家。

SNS media&consulting株式会社ファウンダー。元・株式会社ライブドア代表取締役CEO。東京大学在学中の1996年に有限会社オン・ザ・エッヂ（後のライブドア）を起業。2000年東証マザーズ上場。2006年証券取引法違反で東京地検特捜部に逮捕され、実刑判決を下され服役。

現在は、自身が手掛けるロケットエンジン開発を中心に、スマホアプリ「TERIYAKI」「焼肉部」「755」のプロデュースを手掛けるなど幅広く活躍。有料メールマガジン「堀江貴文のブログでは言えない話」は1万数千人の読者がいる。2014年、会員制のコミュニケーションサロン「堀江貴文サロン」（現・堀江貴文イノベーション大学校 HIU）をスタート。2015年、エビデンスに基づいた正しい予防医療の知識啓発を目指し「予防医療普及委員会」（現・予防医療普及協会）を立ち上げる。胃がんの原因であるピロリ菌検査の重要性を伝える「ピ」プロジェクトをおこなった。

おもな著書に『ゼロ』（ダイヤモンド社）、『我が闘争』（幻冬舎）、『逆転の仕事論』（双葉社）、『本音で生きる』（ＳＢ新書）、『君はどこにでも行ける』（徳間書店）、『99%の会社はいらない』（ベスト新書）、『堀江貴文の言葉』（宝島社）、『ウシジマくんvs.ホリエモン 人生はカネじゃない!』（小学館）などがある。

ホリエモンドットコム｜堀江貴文
http://horiemon.com/

むだ死にしない技術

2016年9月21日　第1刷発行

著　者　　堀江貴文＋予防医療普及協会
発行者　　石﨑 孟
発行所　　株式会社マガジンハウス
〒104-8003　東京都中央区銀座3-13-10
書籍編集部 ☎03-3545-7030
受注センター ☎049-275-1811
印刷・製本　凸版印刷株式会社

ISBN978-4-8387-2885-5 C0095

マガジンハウスのホームページ　http://magazineworld.jp/